Verständliche Wissenschaft Band 118

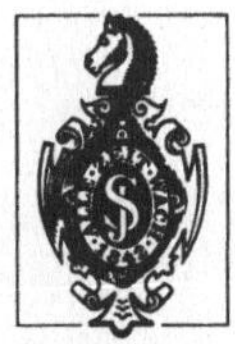

Hans Franke

Hoch- und Höchstbetagte

Ursachen und Probleme des hohen Alters

Mit 46 Abbildungen

Springer-Verlag
Berlin Heidelberg New York
London Paris Tokyo

Herausgeber Professor Dr. MARTIN LINDAUER
Zoologisches Institut der Universität
Röntgenring 10
D-8700 Würzburg

Professor Dr. HANS FRANKE
Frühlingsstr. 9
D-8035 Gauting

Umschlagbild Der 93jährige Hieronymus (von Albrecht Durer)

ISBN-13: 978-3-540-18260-3   e-ISBN-13: 978-3-642-95542-6
DOI: 10.1007/978-3-642-95542-6

CIP-Kurztitelaufnahme der Deutschen Bibliothek Franke, Hans Hoch- und Hochstbetagte
Ursachen u Probleme / Hans Franke – Berlin , Heidelberg , New York , London , Paris , Tokyo Springer, 1987 (Verstandliche Wissenschaft , Bd 118)

Umschlagentwurf· W Eisenschink, Heidelberg
Gesamtherstellung Konrad Triltsch, Graphischer Betrieb, Wurzburg
2131/3130-543210

Vorwort

Seit 300 Jahren vergrößert sich die Spanne des menschlichen Lebens. Diese erfreuliche Tatsache hat vielerlei Ursachen. Vor allem haben in den letzten Jahrzehnten die Fortschritte der Medizin z. B. in der Bekämpfung der Säuglingssterblichkeit, der zahlreichen Infektionskrankheiten, der sog. somatischen Risikofaktoren wie Hochdruck, Rauchen, Hyperlipidämie und Stoffwechselleiden sowie die sozialen Errungenschaften mit Verbesserung der allgemeinen Lebensbedingungen hierzu beigetragen.

Das Ergebnis dieser Entwicklung bis in die Gegenwart ist bemerkenswert; so ist in den hochentwickelten Ländern der Erde die Anzahl der über 65jährigen deutlich angestiegen. Im Juli des Jahres 1987 hat zum ersten Mal in der Menschheitsgeschichte die Weltbevölkerung die fünf Milliarden-Marke überschritten.

Die erhöhte Lebenserwartung des Einzelnen und die Zunahme des Anteils der Betagten schaffen für unsere Generation große medizinische, psychologische und soziale Probleme. Unter den Senioren stellen die 76- bis 90jährigen Hochbetagten und die über 91jährigen Höchstbetagten bis zu den Langlebigen der über Hundertjährigen eine biologisch besonders lehrreiche Altersgruppe dar. Die nur bei diesem Personenkreis erfaßbaren Kriterien der relativen, d. h. überdurchschnittlichen Lebenserwartung und die Korrelate der absoluten Langlebigkeit des Höchstalters erlauben uns, die jeden Laien bewegenden Fragen zu beantworten: Auf welche Weise ist heute eine überdurchschnittliche Lebenserwartung z. B. über 85 Jahre erreichbar und wie wird man eigentlich hundert Jahre alt?

Überdies soll der Leser praktische Hinweise erhalten, wie die ihm gegebenenfalls durch die erhöhte Lebenserwartung gegenüber früheren Zeiten geschenkten Jahre mit hoher Lebensqualität erfüllt werden können.

Neben der speziellen Darstellung moderner Probleme des hohen und höchsten Alters verfolgt diese Abhandlung auch ein allgemeines Ziel: Sie möchte allen Betagten frühzeitig begreiflich machen, daß Älterwerden nicht nur „verlorene Jugend" mit Nachlassen der körperlichen Kräfte bedeutet, sondern wie bei Beachtung neuzeitlicher Richtlinien der Lebensführung der „Herbst des Lebens" auch zu einem Ausreifen geistiger Fähigkeiten führen kann.

Es ist mir eine angenehme Pflicht, dem Initiator dieser Schrift und Herausgeber der Springer-Buchreihe: „Verständliche Wissenschaft", Herrn Prof. Dr. Dr. h.c. mult. M. Lindauer, Mitvorstand des Zoologischen Instituts der Würzburger Universität, für die kritische Durchsicht des Manuskripts zu danken. Besonders verbunden bin ich ferner dem Springer Verlag, speziell jedoch Herrn Dr. D. Czeschlik für stete Hilfsbereitschaft und Förderung bei der Herausgabe und Illustrierung der vorliegenden Monographie.

November 1987   HANS FRANKE

Inhaltsverzeichnis

I. Überdurchschnittliche Lebenserwartung 1

  1. a) Einleitung 1
     b) Zielsetzung des Buches 1
  2. Biostatistik und Langlebigkeit 2
     a) Lebenszyklus 3
     b) Mittlere und überdurchschnittliche Lebenserwartung 3
     c) Der Strukturwandel im Altersaufbau der bundes-
       deutschen Bevölkerung 7
     d) „Fernere" Lebenserwartung 12
     e) Maximale Lebenszeit 13
  3. Überdurchschnittliche Lebenserwartung – ein kompli-
     ziertes Wechselspiel biologischer und sozialer
     Faktoren 15
     a) Genetische Faktoren 16
     b) Medizinische Vorbedingungen 16
     c) Gerosoziologische und geropsychologische
       Determinanten 19
     d) Die Determinanten einer erhöhten Lebenserwartung
       im Gesamtüberblick 20
  4. Wie erreicht man eine höhere Lebensspanne? . . . 22
     a) Medizinische Vorbedingungen 22
     b) Allgemeine und spezielle Geroprophylaxe . . . 22
     c) Ökologische Bedingungen 23
     d) Berufswahl 24
     e) Stellenwert des Alkoholgenusses 24
     f) Rauchen und Lebenserwartung 25
     g) Diätvorschläge 26
     h) Können Training und Sport alternsbedingte Ver-
       änderungen verhindern? 27

i) Kann man den physiologischen Alterungsprozeß
mit Medikamenten bekämpfen? 29
j) Verhaltensvorschläge zu einer vernünftigen Geroprophylaxe 38
5. Grad der Lebensqualität der Senioren 41
6. Betreuungsmöglichkeiten für behinderte Betagte . . . 45
7. Abschlußbetrachtung 47

II. Aus dem Leben der Hundertjährigen 48

1. Einleitung 48
2. Kritik an den Altersangaben der Höchstbetagten . . . 48
3. Vorkommen der über Hundertjährigen 51
4. Quellenforschung 54
5. Sechs wichtige Fragestellungen bei der Erforschung
des Höchstalters 56
6. Äußeres Erscheinungsbild, körperliche Befunde und
seelisches Verhalten der Hundertjährigen 57
a) Gesichtsausdruck 57
b) Unterschiedliche Vitalitätsstufen 57
c) Somatische Befunde 60
d) Psychologisches Verhalten 75
7. Stellenwert der endogenen und exogenen Faktoren
beim Erreichen des Höchstalters 79
a) Erbanlage (endogener Faktor) 79
b) Äußere Faktoren 81
8. Wechselbeziehungen zur absoluten Langlebigkeit . . 88
9. Wie wird man 100 Jahre alt? 90
10. Ist das Dasein jenseits der Hundertjahresgrenze noch
lebenswert? 96
11. Über das Sterben der Höchstbetagten 98

Ausklang 101

Literaturverzeichnis 105

Sachverzeichnis 106

I. Überdurchschnittliche Lebenserwartung

1 a. Einleitung

Seit Urzeiten strebt der Mensch nach langem Leben bei geistigem und körperlichem Wohlbefinden. Hierüber ist vom Altertum bis heute ein reichhaltiges, eine kleine Bibliothek umfassendes Schrifttum entstanden. Zwei Literaturzitate aus diesem bücherkundlichen Schatz mögen schlaglichtartig die stille Sehnsucht der Erdenbürger nach langem Leben beleuchten.

Vor 200 Jahren umreißt der Erfinder des Blitzableiters, Benjamin Franklin, den verständlichen Wunsch seiner Mitmenschen nach Langlebigkeit mit dem Ausspruch: „Wir alle wollen lange leben, aber keiner will wirklich alt werden." Der einstige Lehrvater der Langlebigkeit, der große Gelehrte und Leibarzt Goethes Christoph Wilhelm Hufeland skizziert 1796 die gesamte Problematik in dem Vorwort zu seinem bekannten Werk: „Die Kunst, das Leben zu verlängern" mit der treffenden Bemerkung: „Langes Leben war seither ein Hauptwunsch, ja ein Hauptziel der Menschheit, aber wie verworren, wie widersprechend waren und sind noch jetzt die Ideen über seine Erhaltung und Verlängerung." Die moderne Altersforschung hat die damalige spekulative Betrachtungsweise überwunden und wichtige Erkenntnisse auf dem Gebiete der Makrobiotik, d. h. der Kunst, das Leben zu verlängern, gewonnen.

1 b. Zielsetzung des Buches

Dieser Wissensschatz trägt dazu bei, dem verständlichen Wunsch jedes Erdenbürgers nach möglichst langem Dasein in hoher Lebensqualität entgegenzukommen. Über die Aussichten, aber auch die Schranken einer Lebenszeitverlängerung soll kritisch im folgenden berichtet werden.

Zwei Sachverhalte beherrschen heute die gesamte Problematik:

1. Die moderne Altersforschung ist durch Empfehlung wohlbegründeter Ratschläge der Geroprophylaxe (Vorbeugung gegen Alterskrankheiten) und der Gerotherapie (Behandlung der Betagten) durchaus in der Lage, die mittlere oder statistisch erfaßte durchschnittliche Lebenserwartung eines Menschen zu erhöhen.
2. Das Erreichen der Hundertjahresschwelle ist zwar möglich, doch nur selten zu verwirklichen. Eine Lebensspanne jenseits von 117 Jahren ist nach modernen Forschungen nicht denkbar.

Diese beiden skizzierten Tatbestände prägen im einzelnen den Inhalt dieses Buches. Zum Verständnis für diese weitschichtige Thematik ist es notwendig, den Leser zuvörderst mit einigen Grundbegriffen der Altersforschung im allgemeinen und der medizinischen Biostatistik im besonderen vertraut zu machen.

Die Wissenschaft trennt heute die Begriffe „Gerontologie" und „Geriatrie". Als Lehre von dem Alterungsvorgange ist die Gerontologie der Oberbegriff. Sie beschäftigt sich mit den Problemen des Alterns bei Mensch und Tier schlechthin. Die Geriatrie hingegen ist die Altersheilkunde, jener Zweig der Medizin, der sich mit den psychologischen, sozialen, präventiven, klinischen und therapeutischen Belangen der Älteren befaßt. Die Altersheilkunde hat sich im Unterschied zu anderen medizinischen Sonderfächern nicht als Kind wichtiger Entdeckungen entwickelt – wie etwa die Ophthalmologie nach der Konstruktion des Augenspiegels; die Geriatrie ist vielmehr eine Reaktion auf die stark veränderte Bevölkerungsstruktur.

2. Biostatistik und Langlebigkeit

Der Lebenszyklus des Einzelnen und die Entwicklung eines gesamten Volkes sind mit einigen biostatistisch-medizinischen Bezeichnungen gut zu erläutern. Hierzu gehören: die verschiedenen Perioden des Lebensablaufes, die mittlere, überdurchschnittliche und fernere Lebenserwartung, die maximale Lebensspanne sowie die historische Entwicklung des Altersaufbaues einer Bevölkerung vom Altertum bis zur Neuzeit mit Ausblick in die Zukunft.

Der menschliche Lebenszyklus ist durch drei Entwicklungsphasen bzw. Stadien charakterisiert:

1. die erste Stufe, die *Periode der Entwicklung und Reifung* reicht von der Geburt bis etwa zum 25. Lebensjahr;
2. die daran anschließende zweite Zeitspanne des *biologischen Gleichgewichts* erstreckt sich bis zum Ende der vierziger Jahre und dem dann auftretenden Leistungsknick;
3. die letzte Periode des Lebensablaufes, die *Alterung im eigentlichen Sinne* setzt mit der biologischen Rückbildung ab dem 50. Lebensjahr ein. Bei 115 bis 117 Jahren ist die äußerste Lebensgrenze des Menschen erreicht.

Bei der fachgerechten detaillierten Bezeichnung des Personenkreises im Zeitraum der eigentlichen Alterung richtet man sich heute nach den wertneutralen Richtlinien der Weltgesundheitsorganisation. Danach unterscheiden wir:

1. den alternden Menschen vom 50. bis 60. Lebensjahr,
2. den älteren Mitbürger vom 61. bis 75. Jahr,
3. den alten Erwachsenen vom 76. bis 90. Lebensjahr,
4. den sehr alten Menschen vom 91. bis 100. Lebensjahr und schließlich
5. den absolut Langlebigen als über Hundertjährigen.

Zusammenfassend bezeichnet man die 76- bis 90jährigen als Hochbetagte und die über 90jährigen als Höchstbetagte.

b) Mittlere und überdurchschnittliche Lebenserwartung

Zu einem der wichtigsten Beurteilungsmaßstäbe der Populationsdynamik gehört die mittlere oder durchschnittliche Lebenserwartung. Die mittlere Lebenserwartung in einem bestimmten Alter gibt die Zahl der Jahre an, die ein Mensch, meistens von der Geburt an gerechnet, nach der Absterbeordnung in seiner Bevölkerungsgruppe im Durchschnitt voraussichtlich noch erlebt. Im Laufe der Jahrtausende hat die mittlere oder durchschnittliche Lebens-

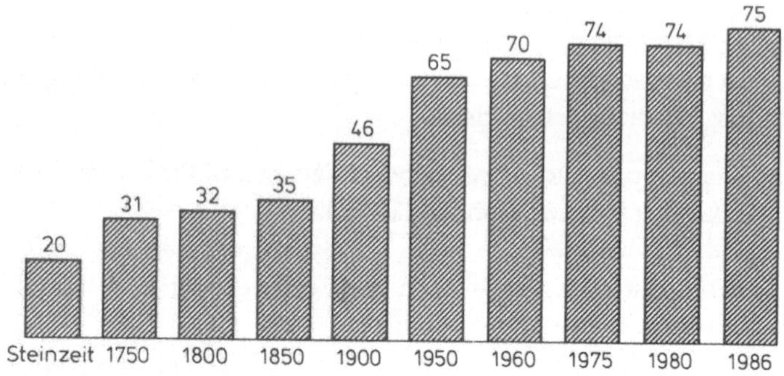

Abb. 1. Anstieg der mittleren Lebenserwartung des Menschen (weibl und männl)
von der Steinzeit bis 1986. (Nach Platt, 1984)

erwartung zunächst bis zum 19. Jahrhundert mäßig, danach aber erheblich zugenommen (Abb. 1).

Vor 2000 Jahren war die Säuglingssterblichkeit so groß, daß damals nur wenige die Aussicht hatten, das Erwachsenenalter zu erreichen. Die mittlere Lebenserwartung des Neugeborenen betrug von
der Steinzeit bis zur Antike der Griechen zur Zeit des Perikles und
im alten Rom nur 20 Jahre.

Die wenigen rüstigen Alten der damaligen Epoche, wie z. B. der
65jährige Senator Cicero, Cato der Ältere mit 85 Jahren und der
94jährige Seneca, wurden verehrt und galten als weise. Solange die
durchschnittliche Lebenserwartung der Bevölkerung in diesem
Zeitabschnitt relativ gering war, hatte die Lehre von den Krankheiten des Alters und ihre Behandlung keine praktische Bedeutung.
Die Betreuung der wenigen hinfälligen Alten bereitete den Verant-
wortlichen erhebliche Sorgen. Im alten Rom stellten die siechen
über 65jährigen mangels Pflegemöglichkeiten eine soziale Belastung des Staates dar; diese Betagten wurden mitunter bei Nacht
und Nebel über die Tiberbrücke geworfen und als „Depontani" ihrem Schicksal überlassen. Noch bis ins 19. Jahrhundert war die allgemeine Lebenserwartung niedrig; zu Zeiten Bismarcks betrug sie
in Deutschland nur 37 Jahre. In den letzten hundert Jahren hat sich
in den zivilisierten Ländern die durchschnittliche Lebenszeit verdoppelt.

Die Fortschritte der Medizin, z. B. in der Bekämpfung der Säuglingssterblichkeit, der zahlreichen Infektionskrankheiten, der sog. Risikofaktoren wie Bluthochdruck, Nikotinabhängigkeit, Fettsucht und Stoffwechselkrankheiten (Gicht und Diabetes mellitus) und die Verbesserung der Lebensbedingungen auf sozialem Gebiet haben dieses Ergebnis herbeigeführt.

Hierzu ein konkretes Beispiel: Aufgrund der zielsicheren und erfolgreichen Versorgung der Früh- und Neugeborenen in den geburtshilflichen und pädiatrischen Kliniken ist in den vergangenen zehn Jahren (1975–1985) die Sterberate der Säuglinge bis zum siebenten Lebenstag von 19,3 auf 8,1 je 1000 Geburten zurückgegangen.

Dabei haben die Bevölkerungsstatistiker lehrreiche Unterschiede der Lebenserwartung bei den Geschlechtern in den verschiedenen Ländern der Erde und sogar in einzelnen Regionen eines Landes festgestellt. Heute kann ein neugeborener Knabe in der Bundesrepublik mit einer *mittleren Lebenserwartung* von 71,2, ein zur Welt gekommenes Mädchen mit 78,1 Jahren rechnen. Diese statistischen Zahlen belegen die höhere Lebenserwartung des weiblichen Geschlechts gegenüber dem männlichen; etwas zugespitzt haben manche Tageszeitungen diese Tatsache mit der Aussage kommentiert: „Weil Du ein Mann bist, mußt Du sieben Jahre früher sterben." Diese Statistik trifft jedoch nur für die Industrieländer zu. Während z. B. in der Gesamtbevölkerung der Bundesrepublik Deutschland die Anzahl der Frauen im Verhältnis zu derjenigen der Männer mit 1,2:1,0 nur geringfügig überwiegt, nimmt mit ansteigendem Alter ab 65 Jahren der *Frauenüberschuß* in der Gesamtbevölkerung zu; so beträgt der Sexualindex, d. h. Frauen zu Männer bei den derzeit in der Bundesrepublik lebenden über 75jährigen Senioren 1,5 und bei den über Hundertjährigen sogar 3,0 zugunsten des weiblichen Geschlechts (Abb. 2). Die über 65jährigen Männer haben eine eineinhalbmal höhere Sterblichkeitsrate als Frauen derselben Altersstufe. Nach einem Bericht des „UNO-Bevölkerungsfond" wird es im Jahre 2000 175 Millionen Frauen mehr auf der Erde geben als Männer.

Als Gründe, warum in den zivilisierten westlichen Ländern die Frauen länger leben als die Männer, werden neben biologischen vor allem äußere Ursachen angeführt. Die Erklärung liegt im folgen-

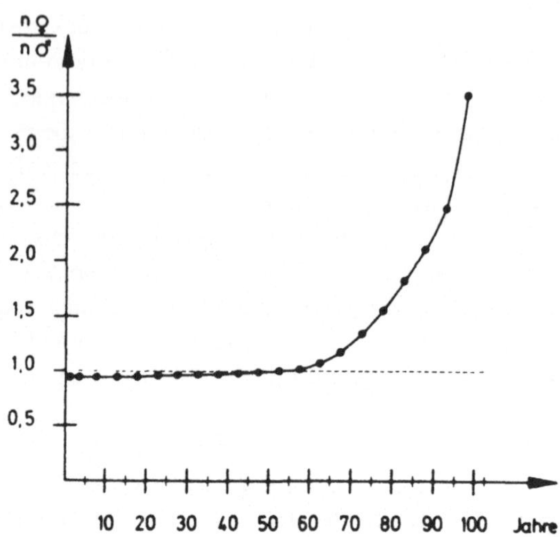

Abb. 2. Verhalten des Sexualindex mit zunehmendem Lebensalter in der „stationären Bevölkerung" nach Angaben des Statistischen Bundesamtes (Franke et al., 1981)

den: Die höhere Lebenserwartung des weiblichen Geschlechts bei den meisten Säugetieren deutet auf eine mitbestimmende *endogene* Komponente hin. Die *exogenen* Faktoren dürften jedoch eine größere Rolle spielen. Bei Männern liegt eine höhere Sterblichkeit wegen koronarer Herzerkrankung, nikotinabhängiger Bronchialkarzinome und alkoholischer Leberzirrhose vor; außerdem weisen sie eine höhere Rate an Selbstmord- und Unfalltod auf (Waldorn). Umgekehrt hat derzeit das weibliche Geschlecht in den unterentwickelten Gebieten der Erde wegen der speziell für Frauen ungünstigen Bedingungen (größere Belastung im Alltagsleben, Vielzahl von Schwangerschaften) eine geringere Lebenserwartung als die Männer. In Industrieländern ergibt sich ein gewisser biologischer Ausgleich in bezug auf das Überwiegen der betagten Frauen durch die höhere Zahl von Knabengeburten in diesen Regionen (106 Knaben auf 100 Mädchen).

Nach den statistischen Untersuchungen der Vereinten Nationen von 1978 und nach dem Statistischen Jahrbuch 1984 für die Bundesrepublik Deutschland hängt die *Lebenserwartung* in den einzelnen Ländern der Erde sehr von *geomedizinischen und sozialpoliti-*

schen Bedingungen ab. Bis vor kurzem wiesen die Isländer die höchste Lebenserwartung auf (79,2 Jahre bei Frauen und 73 Jahre bei Männern). Nach den jüngsten Mitteilungen der Weltgesundheitsorganisation werden jedoch heute diese Zahlen der Nordländer noch von denen Japans übertroffen; so werden derzeit die japanischen Männer durchschnittlich 74,5 und die Japanerinnen 80,2 Jahre alt.

In den unterentwickelten Ländern Afrikas, Asiens und z. T. Südamerikas bestehen heute noch die niedrigen Zahlen für die Lebenserwartung wie bei uns um 1900; sie liegen bei 45 Jahren. Für Geomediziner und Bevölkerungspolitiker ist weiterhin der Unterschied der mittleren Lebenserwartung innerhalb eines Volkes, ja selbst unter den einzelnen Berufsgruppen (siehe später) bedeutungsvoll. So liegt derzeit nach dem Bericht: „Die Gesundheit der Natur" (Kiepenheuer und Witsch Verlag) die Sterberate in Baden-Württemberg, im Westen Bayerns und in Südhessen weit unter dem Bundesdurchschnitt.

Während sich in den letzten Jahrzehnten die mittlere Lebenserwartung in den zivilisierten Ländern allmählich erhöht, ist sie nach den Untersuchungen des Nationalen Pariser Instituts für demographische Studien in der Sowjetunion im Verlauf der letzten 15 Jahre um mehr als vier Jahre von 66,2 (1965) auf 61,9 Jahre (1980) zurückgegangen. Diese negative Entwicklung ist der derzeitigen sowjetischen Regierung durchaus bekannt. Der jetzige Kremlchef M. Gorbatschow versucht z. B. der schädlichen Auswirkung des Alkoholmißbrauchs in der Sowjetunion auf Arbeitsleistung und Lebenserwartung durch entsprechend strenge Verordnungen entgegenzusteuern.

Nun wollen wir uns weiterhin mit der allgemeinen Entwicklung der älteren Generation in den übrigen zivilisierten westlichen Gebieten beschäftigen.

c) Der Strukturwandel im Altersaufbau
der bundesdeutschen Bevölkerung

Die erhöhte Lebenserwartung des Einzelnen und die entsprechende Zunahme des Anteils der Betagten in den meisten Ländern stellen unsere Generation vor große medizinische und volkswirtschaftliche Probleme. Die Anzahl der Personen, die ein höheres Alter erreicht, wird ständig größer; der Anteil der Betagten in der Bevölkerung nimmt schneller zu als der der Jüngeren.

Das Zahlenverhältnis zwischen jungen und alten Menschen hat sich seit der Jahrhundertwende in Deutschland gewaltig verschoben. Kamen im Jahre 1900 auf einen über 65jährigen noch sieben unter 15jährige, waren es 1939 nur drei und 1980 nur noch ein Jugendlicher. Der Grund liegt einerseits in dem Geburtenrückgang und andererseits in der gleichzeitig erhöhten Lebenserwartung der älteren Generation; so ist zwischen 1965 und 1975 die Zahl der Neugeborenen in der Bundesrepublik Deutschland von jährlich mehr als einer Million auf rund 600 000 zurückgegangen; demgegenüber hat sich z. B. von 1900–1985 die Zahl der 70–74jährigen vervierfacht, die der über 80jährigen sogar um das zehnfache erhöht.

Ein Vergleich des Altersaufbaus der Einwohner des Deutschen Reiches von 1910 mit dem der Bundesrepublik Deutschland von

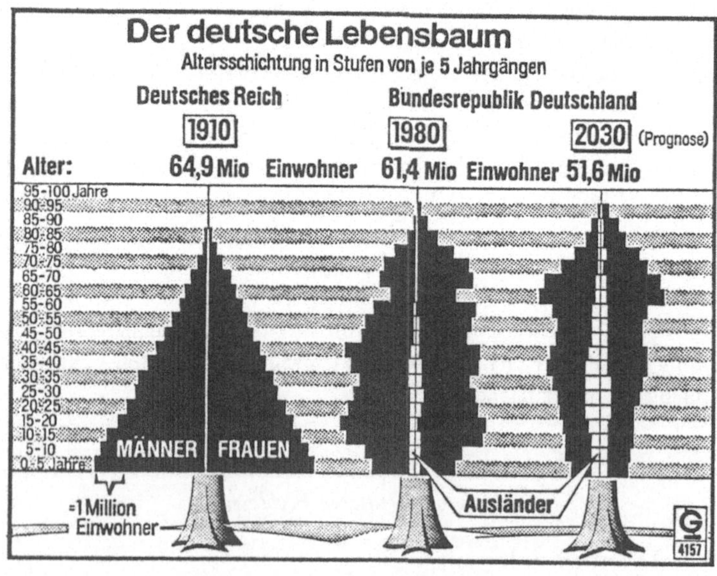

Abb. 3. Umschichtung des deutschen Lebensbaumes; 1910, 1985, 2030 (Prognose). (Globus-Kartendienst, Hamburg)

8

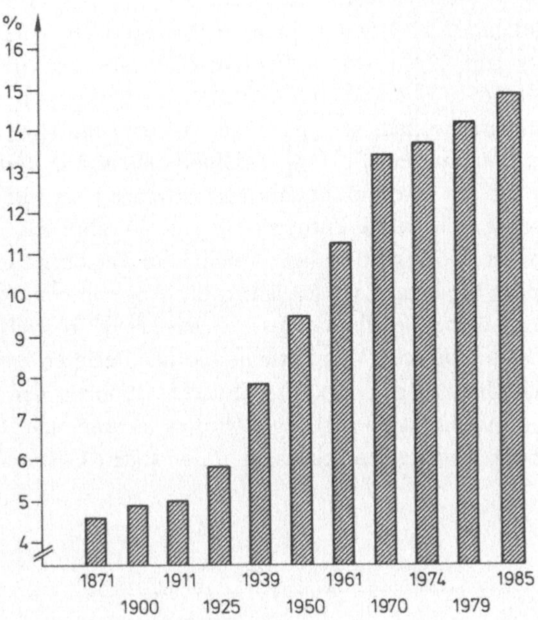

Abb. 4. Anteil der über 65jährigen an der deutschen Bevölkerung von 1871–1985 (Franke et al, 1981)

1980 und der vorausberechneten Entwicklung bis 2030 zeigt die un-physiologische Umschichtung des sog. „Lebensbaums" unseres Volkes (Abb. 3). Bereits 1976 hat Hauser in diesem Zusammen-hang auf das Altern einer ganzen Nation, ja der gesamten Weltbe-völkerung („graying world") hingewiesen. Der Prozentsatz der *über 65jährigen* hat sich seit 1900 in Deutschland bis 1958 verdoppelt und bis 1981 verdreifacht. So gab es 1910 im Deutschen Reich 5% über 65jährige; 1958 war der Anteil dieser älteren Bürger auf 10,4% gestiegen. Derzeit sind 14,6% der westdeutschen Bürger älter als 65 Jahre (Abb. 4).

Die Vorausberechnung der Bevölkerungsentwicklung läßt ei-nen weiteren Anstieg der Senioren annehmen; dabei wird nach Mo-dellrechnungen des Statistischen Bundesamtes Wiesbaden unter den Alten die Kategorie der über 80jährigen relativ am stärksten anwachsen. So rechnet man bis 1990 im Vergleich zu 1975 mit den folgenden Steigerungsanteilen bei den höheren Altersgruppen: 75–80 Jahre + 17%, 80–85 Jahre + 51% und über 90 Jahre + 42%. Für das Jahr 2000, also zur Jahrtausendwende, erwartet man fast 23% über 65jährige und im Jahre 2030 sogar 33%, d. h. ein Drittel der Bundesdeutschen wird dann älter als 65 Jahre sein. Eine ähnliche Bevölkerungsentwicklung zeichnet sich *in fast allen westlichen Ländern* ab. So wird um die Jahrtausendwende jeder fünfte und um 2030 sogar jeder vierte Europäer älter als 60 Jahre sein. In Europa und in den USA gibt es heute mehr alte Personen als je zuvor. Überspitzt hat bereits vor 50 Jahren der Angloamerikaner A. Huxley die moderne Gesellschaft als „Greisenfabrik" bezeichnet. Dabei stellt die biologische Vitalitätseinbuße der Betagten ein spezielles medizinisches, aber auch sozialpolitisches Problem dar. Gerade in der Bundesrepublik Deutschland wird es in rund einer Generation infolge der absinkenden Lebenskurve eine andere Gesellschaft geben (Abb. 5).

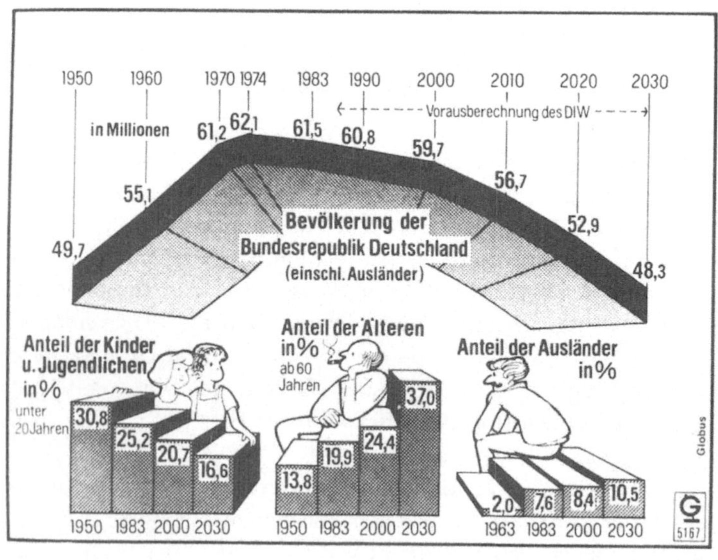

Abb. 5. Absinken der sog „deutschen Lebenskurve" 1950, 1983 und der Prognose für 2000 und 2030. (Globus-Kartendienst, Hamburg)

Der Anteil der älteren Einwohner, der Erwachsenen und Rentner wird, wie schon erwähnt, beträchtlich höher sein als heutzutage. Gleichzeitig wird nach Erhebungen des Deutschen Instituts für Wirtschaftsforschung (DIW) der Prozentsatz der Kinder und Jugendlichen unter 20 Jahre als Folge des Geburtenrückgangs von 30,8% im Jahre 1950 auf 16,6% im Jahre 2030 sinken.

Dieser *Strukturwandel im Altersaufbau* mit einem stärkeren Gewicht der Älteren wird vielerlei sozialpolitische Gebiete stark belasten. Es sind dies u. a.: das gesellschaftliche Klima, die Konsumgewohnheiten, der Arbeitsmarkt, die Freizeitgestaltung und die Vermögens- und Kapitalbildung. Einer verhältnismäßig hohen Zahl von Rentnern wird eine immer geringere Zahl an Erwerbstätigen gegenüberstehen, die im Ganzen gesehen das aktive Sozialprodukt eines Staates erbringen (Abb. 6). Zur Charakterisierung dieses Problems haben die Gerosoziologen den Begriff des Alterslastquotienten geprägt; diese statistische Kurzformel beschreibt die durch-

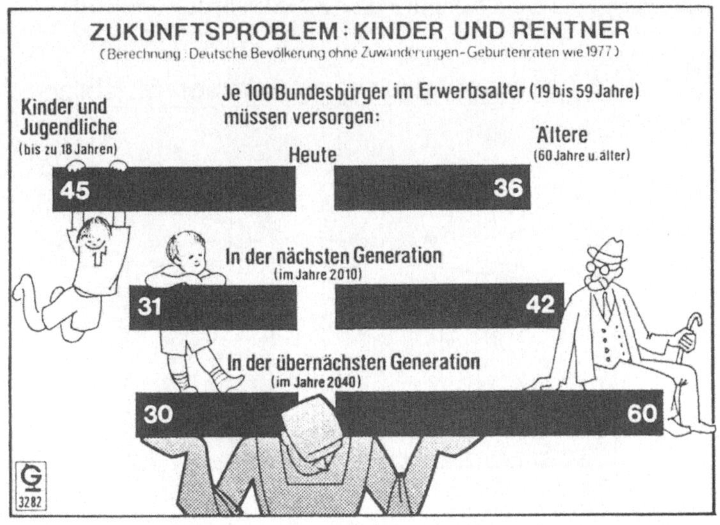

Abb. 6. Zunahme des sog „Alterslastquotienten" von 1985 bis zu den nächsten Generationen im Jahre 2010 und 2040. (Globus-Kartendienst, Hamburg)

schnittliche Belastung der aktiv tätigen Bevölkerung zwischen dem
20. und 60. Lebensjahr mit der „Finanzierung" der Rentner und
Pensionäre.

d) „Fernere" Lebenserwartung

Bei der Erörterung der zukünftigen Bevölkerungsentwicklung
spielt das Problem der sog. *ferneren Lebenserwartung* eine wichtige
Rolle. Darunter versteht man die Anzahl der Jahre, die von einem
bestimmten Alter an nach den Sterbetabellen der Lebensversiche-
rungs-Gesellschaften bzw. der Statistischen Ämter noch zu erwar-
ten sind. Die jüngeren Altersstufen haben hierbei eine bessere Aussicht als die Senioren: während in den letzten Jahrzehnten jüngere
Menschen bis 40 Jahre eine bedeutsame Zunahme ihrer zusätzlichen Lebensaussicht erfuhren, war im Vergleich hierzu der Zuwachs an Lebenserwartung bei den über 60jährigen bescheidener.
Zur Zeit haben in der Bundesrepublik Deutschland die über 65jäh-
rigen Frauen eine zukünftige Lebenserwartung von 18, die gleichalt-
rigen Männer jedoch nur von 14 Jahren (Abb. 7). Für den Umgang
mit Betagten ist die Kenntnis dieser Zahlen bedeutungsvoll.

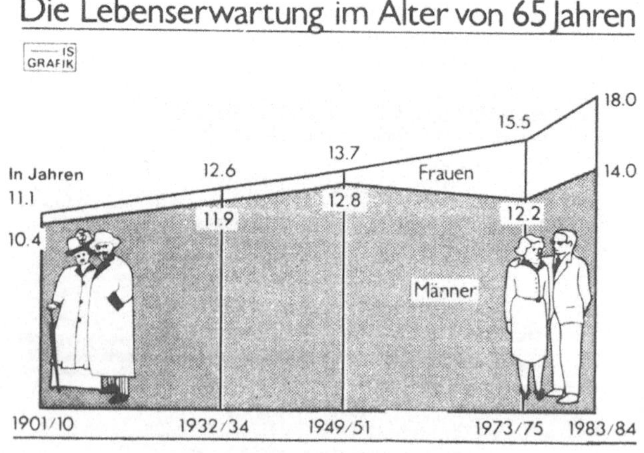

Abb. 7. Unterschiedliche „fernere" Lebenserwartung der über 65jährigen Frauen
und Männer in der Bundesrepublik Deutschland von 1901/10 bis 1983/84. [Deut-
sches Ärzteblatt 12 (1986), S. 777]

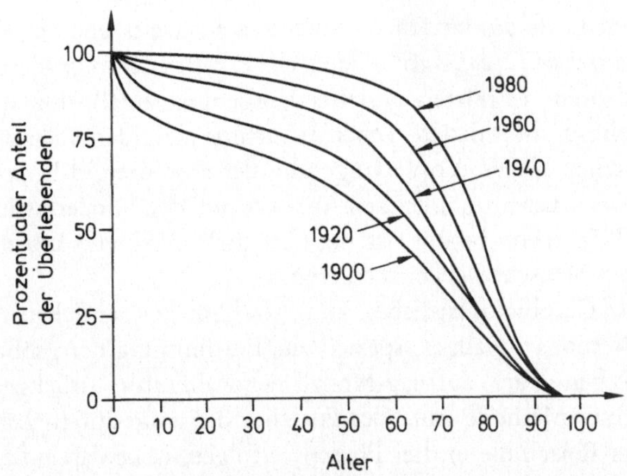

Abb. 8. Wandel der Überlebenskurve in den USA von 1900 bis 1980 (Fries und Crapo, 1981)

Diese Tatsache findet in dem Wandel der nach Altersklassen aufgegliederten Überlebenskurve seit der Jahrhundertwende bis zur jüngsten Zeit ihren Niederschlag. Während sich z. B. in den USA im Jahre 1900 das Sterbealter in den einzelnen Lebensstufen noch verhältnismäßig gleichmäßig verteilt hat, beginnt seit 1960, speziell jedoch in dem letzten Jahrzehnt, die Lebenskurve erst ab dem 70. Jahr deutlich abzusinken (Abb. 8). Mit anderen Worten: Das Hauptsterbealter ist auf die höheren Lebensalter konzentriert.

e) Maximale Lebenszeit

Unabhängig vom Anstieg der mittleren und der ferneren Lebensdauer ist die *maximale Lebenszeit* seit Jahrtausenden konstant geblieben. Nach Cutler ist die *artspezifische maximale potentielle Lebenslänge* der Tiere und des Menschen genetisch fixiert und variiert bei den einzelnen Spezies beträchtlich; sie schwankt von der zweijährigen Lebensdauer der Maus bis zu 80, evtl. 130 Lebensjahren der Schildkröte. Das höchstmögliche Alter des Menschen liegt bei 115 bis maximal 117 Jahren. Der Unterschied zwischen der skizzierten Erhöhung der mittleren Lebensdauer und der ferneren Lebenserwartung im Laufe des letzten Jahrhunderts einerseits und der *Konstanz der maximalen Lebensdauer* andererseits erklärt sich folgendermaßen:

Während es mittels gezielter Vorbeugungsmaßnahmen durchaus gelingt, die mittlere Lebenserwartung des Menschen zu erhöhen, stehen bisher der Verlängerung der absoluten, d. h. potentiell maximalen Lebensmöglichkeit unüberwindliche Hindernisse gegenüber. Wie schon betont, ist die potentiell maximale Lebenserwartung des Menschen genetisch geregelt.

Die Gerobiologen haben zum Studium des zeitlichen Ablaufs des Alterungsvorganges, speziell zur Bestimmung der größtmöglichen Lebensdauer, auf das Modell der Zellkultur zurückgegriffen. Mit dieser Methode kann der Forscher den ungestörten Lebensablauf der Einzelzelle in drei Phasen verfolgen, ohne daß äußere Faktoren der Umwelt, des Kreislaufs, der hormonalen Steuerung oder nervöse Einflüsse verfälschend eingreifen können.

Nach Hayflick wird die höchstmögliche Lebenserwartung eines Individuums von der begrenzten Teilungsfähigkeit der menschlichen embryonalen Bindegewebszellen gesteuert.

Je älter der Mensch wird, um so kleiner ist die Zahl der noch möglichen Zellmitosen. Nach etwa 50 Zellteilungen sterben in der sog. Phase III der Zellkultur die menschlichen Bindegewebszellen unweigerlich, d. h. naturbedingt ab. In neuester Zeit haben einige Gerobiologen gewisse Bedenken gegen die Hayflicksche Auffassung angemeldet, daß es sich dabei um einen auf das Altern des Gesamtorganismus generell übertragbaren Grundvorgang handelt. Das „Hayflick-Phänomen" der begrenzten Teilungsfähigkeit kommt anscheinend keineswegs bei allen untersuchten Zellarten vor. Trotz dieser Einwände hat sich die Hayflicksche These der genetisch gesteuerten maximalen menschlichen Lebensspanne als zutreffend erwiesen. Danach ist auch nach Hayflick mit 110–117 Jahren die sog. „innere Lebensuhr" unwiderruflich abgelaufen (Abb. 9).

Nach dem derzeitigen Stand der gerontologischen Forschung böte nur die gezielte Handhabung am Erbgut des Chromosomenapparates, am „Code der Lebensuhr" mittels Gentechnik („genetic engineering"), den einzigen theoretisch gangbaren Weg, die artspezifische maximale Lebenslänge zu verändern. Die heutige Gentechnik ist jedoch weit davon entfernt, durch genchirurgische Eingriffe in

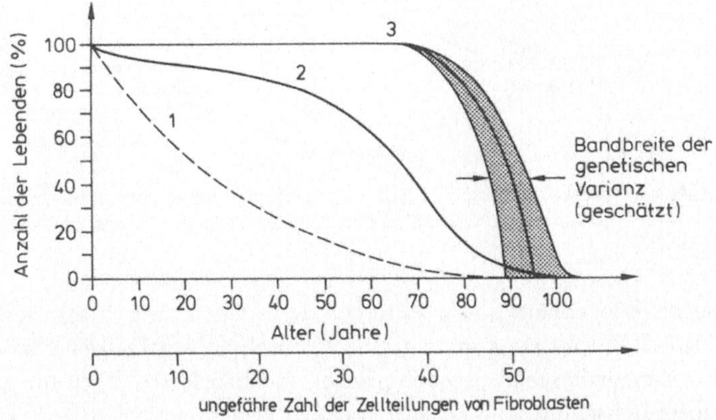

Abb. 9. Die Zahl der Teilungen, zu denen eine Zelle fähig ist, sinkt mit dem Alter. (Nach Hayflick, 1980). *1* Durchschnittliche Lebenserwartung in der Antike; *2* in den hochentwickelten Ländern, *3* unter ungestörten Voraussetzungen erreichbare Lebensdauer (geschätzt)

die menschliche Keimbahn dieses Ziel erreichen zu können. Warum? Die Eigenschaft der Langlebigkeit hängt, wie wir heute wissen, nicht von einem einzigen Gen, sondern von einem wahrscheinlich komplizierten Genapparat ab. Alle Versuche, diese den Alterungsvorgang steuernden Gene zu einer Lebensverlängerung anzuregen, stießen bisher auf unüberwindliche theoretische und technische Schwierigkeiten. Eine Verlängerung der höchstmöglichen Lebensspanne des Menschen über 115–117 Jahren ist demnach derzeit nicht realisierbar und wird wohl auch in absehbarer Zukunft nicht möglich sein (von Hahn).

3. Überdurchschnittliche Lebenserwartung – ein kompliziertes Wechselspiel biologischer und sozialer Faktoren

In den letzten Jahrzehnten haben ausländische und deutsche Mediziner, Biologen, Psychologen und Soziologen in umfangreichen Längsschnittuntersuchungen auf lehrreiche Zusammenhänge zwischen endogenen und exogen mitbestimmenden medizinisch-biologischen, psychischen, psychologischen und sozioökonomi-

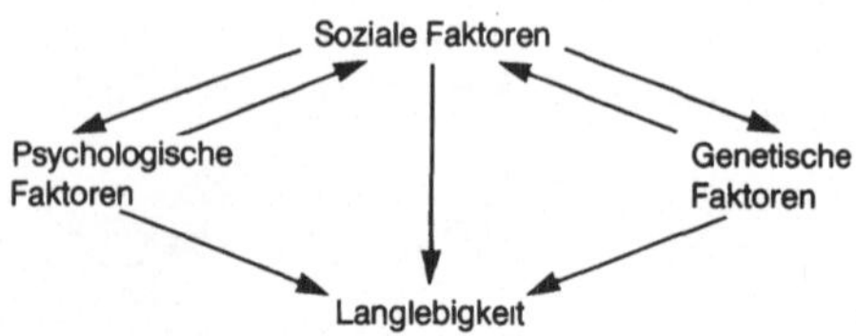

Abb. 10. Schema von Rose und Bell: Gegenseitige Beeinflussung mehrerer Faktoren, die mit „Langlebigkeit" in Beziehung zu setzen sind. (Lehr, 1975)

schen Umständen sowie erhöhter Lebenserwartung hingewiesen. Danach scheint ein kompliziertes Wechselspiel verschiedener biologisch-medizinischer, psychologischer und sozialer Faktoren für eine überdurchschnittliche Lebenserwartung verantwortlich zu sein. Das folgende Modellschema versucht die übergeordneten Zusammenhänge der relativen Langlebigkeit zu verdeutlichen (Abb. 10).

Im folgenden sei der Stellenwert dieser einzelnen Vorhersagefaktoren erörtert.

a) Genetische Faktoren

Die genetischen Bedingungen für eine erhöhte Lebenserwartung haben Studien an familiären Stammbäumen eindeutig belegt. Es wurde fernerhin die Methode der Zwillingsforschung benutzt, um die genetischen Einflüsse auf die Lebensspanne des Menschenalters abzuschätzen. Danach haben eineiige Zwillingspaare im Gegensatz zu Zweieiigen eine einheitliche Lebenserwartung.

b) Medizinische Vorbedingungen

Unter den vielseitigen *exogen-medizinisch-biologischen* Voraussetzungen für eine überdurchschnittliche Lebenserwartung ist vor allem die Vermeidung von sogenannten medizinischen Risikofaktoren zu erwähnen, die nach der amerikanischen Framingham-Studie zu lebensverkürzenden Arteriosklerosen, speziell der Herzkranzgefäße mit Gefahr des Herzinfarktes führen. Zu diesen Risikofaktoren gehören: Hochdruckleiden, Hyperlipidämien, d. h. erhöhte Blutfettwerte, vermehrtes inhalatives Zigarettenrauchen (über 20 Stück pro

Tag), starkes Übergewicht sowie koronare Herzaffektionen, Krebsleiden und Diabetes mellitus. Es ist das Verdienst des Heidelberger
Klinikers Schettler und seiner Schule, auf die Bedeutung dieser Risikofaktoren für die Entwicklung der Arteriosklerose hingewiesen
zu haben. Dabei steht anscheinend die schädliche Wirkung des inhalativen Zigarettenrauchens, gefolgt vom Hochdruck, an erster
Stelle; die Kombination der Risikofaktoren scheint sich in ihrer lebensverkürzenden Auswirkung nicht nur zu summieren, sondern
sogar zu potenzieren (Abb. 11 u. 12). Demnach ist es bedeutsam,
beim Bestreben, eine überdurchschnittliche Lebensspanne zu erreichen, die geschilderten medizinischen Risikofaktoren frühzeitig zu
erfassen und ihnen gegebenenfalls fachgerecht zu begegnen. So weisen nichtrauchende, an einem Herzinfarkt erkrankte 65jährige Männer mit einem niedrigen Cholesterinserumspiegel unter 200 mg%

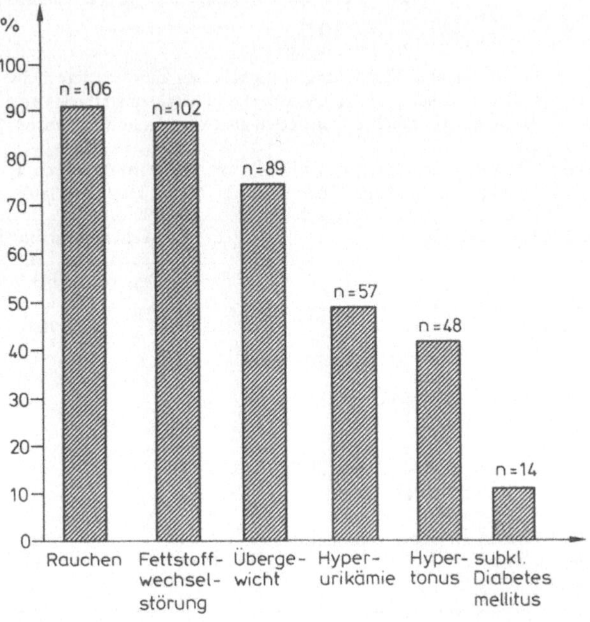

Abb. 11. Häufigkeit der einzelnen Risikofaktoren bei männlichen Herzinfarktpa-
tienten unter 40 Jahren (n=116) (n=Anzahl der untersuchten Patienten). (Schettler, 1972)

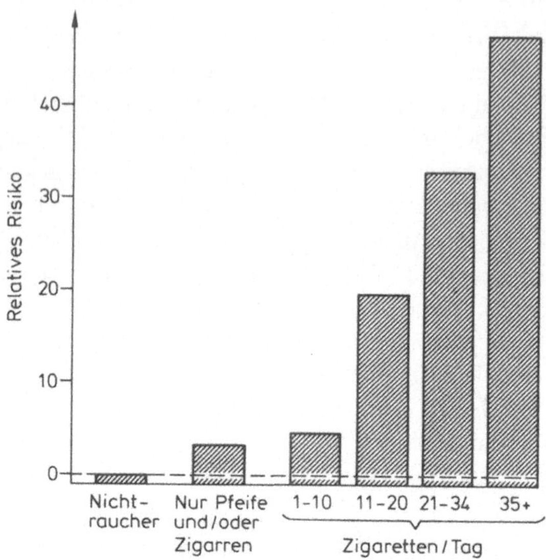

Abb. 12. Die ätiologische Bedeutung des inhalierten Zigarettenrauchens. Das Risiko, an einem Bronchialkarzinom zu erkranken und daran zu sterben, steigt linear mit der Anzahl täglich gerauchter Zigaretten an. (Wynder and Hoffmann, 1968)

Tabelle 1. Zuwachs der durchschnittlichen Lebenserwartung durch Fortfall verschiedener vorzeitiger Todesursachen (Nach Hayflick 1980)

Fortgefallene Todesursache	Erhöhte Lebenserwartung in Jahren	
	bei der Geburt	bei 65jahrigen
Wichtigere kardiovaskuläre, renale Krankheiten	10,9	10,0
Koronarleiden	5,9	4,9
Vaskuläre Krankheiten, die sich auf das ZNS auswirken	1,3	1,2
Maligne Neoplasien	2,3	1,2
Unfälle (ohne Auto- und Motorradunfälle)	0,6	0,1
Auto- und Motorradunfälle	0,6	0,1
Grippe und Pneumonie	0,5	0,2
Infektionskrankheiten (ohne Tuberkulose)	0,2	0,1
Diabetes mellitus	0,2	0,2
Tuberkulose	0,1	0,0

eine etwa 14–15 Jahre höhere Lebenserwartung auf als gleichaltrige nikotininhalierende koronarkranke Probanden. Heute ist die Zuwachsrate der ferneren Lebenserwartung durch Fortfall verschiedener vorzeitiger Todesursachen durchaus abschätzbar (siehe Tabelle 1). Dabei spielen tatsächlich die lebensverkürzenden kardiovaskulären, speziell die Herz-, Gefäß- und Nierenleiden die vordergründige Rolle (10,0 + 4,9 = 14,9 Jahre; siehe Spalte 1 und 2 der Tabelle). Weiterhin kann durch Ausschalten von Krebsleiden, zentralnervösen Krankheiten, Infektionen und Stoffwechselstörungen wie Diabetes mellitus die statistisch erfaßte mittlere Lebenserwartung durchaus, wenn auch in geringerem Ausmaße, um insgesamt 3 Jahre erhöht werden.

c) Gerosoziologische und geropsychologische Determinanten

Für eine erhöhte Lebenserwartung spielen neben medizinischen Vorhersagefaktoren auch bedeutsame soziologische und psychologische Momente eine nicht zu vernachlässigende Rolle. Ähnlich wie bei der bekannten Framingham-Studie zur Erforschung koronargefährdender Faktoren bedient man sich auf dem gerontosoziologischen und -psychologischen Forschungssektor der vergleichenden Längsschnittuntersuchung an ausgewählten Personengruppen anhand der sog. „drop-out"-Methode. Diese sinnvolle Arbeitsweise spielt sich folgendermaßen ab: In einer Erstuntersuchung erhebt man an einer ausgewählten größeren Personengruppe, „Kohorte" genannt, die in Frage kommenden psychologischen und soziologischen Ausgangsdaten. Diese Werte werden in größeren zeitlichen Abständen an den noch lebenden Probanden derselben Einheit nach dem gleichen Schema nochmals überprüft („Enddaten"). In der Zwischenzeit von 10 bis 15 Jahren ist ein Teil der früheren Versuchspersonen teils durch Tod, teils aus anderen Gründen ausgeschieden. Nunmehr vergleicht man die psychologischen und soziologischen Ausgangs- und Enddaten der Überlebenden, „survivors" genannt, mit den anfänglichen Erhebungen der sog. ausgefallenen Gruppe (drop-out-Fälle). Zu dem Personenkreis der „Ausgeschiedenen" gehören nicht nur die Verstorbenen („Non-Survivors"), sondern auch jene, die aus verschiedenen Gründen die Wiederholungsuntersuchungen verweigern. Die mit dieser Methode betriebenen Studien amerikanischer und deutscher Gerosoziologen und -psychologen lassen bei den Überlebenden mit höherer Lebenserwartung im Vergleich mit den Ausgeschiedenen folgende Sachverhalte erkennen:

1. einen höheren sozio-ökonomischen Status mit besserer Schulbildung und einen angeseheneren Beruf mit höherem Einkommen;
2. einen höheren Intelligenzgrad speziell beim männlichen Geschlecht, mit einem stärkeren Maß an Anpassung bzw. „Auseinandersetzungsbereitschaft" mit der jeweiligen Lebenssituation; auch die in der amerikanischen Bibliographie „Who is Who" erwähnten Wissenschaftler weisen die höchste Lebenserwartung der amerikanischen Bevölkerung auf; dagegen zeigen Kurzlebige meistens niedrige Intelligenzwerte;
3. eine hoffnungsvolle Stimmungslage mit entsprechender Lebensfreude und höherer körperlicher und geistiger Aktivität und geringerer Neigung zu seelischer Aufregung. Probanden mit überdurchschnittlicher Lebenserwartung zeichnen sich durch verstärkte „außerfamiliäre" Kontaktbereitschaft aus;
4. ein größeres Gesundheitsbewußtsein mit geringerer Krankheitsanfälligkeit.

Dementsprechend zeigt die Gruppe der Non-Survivors häufiger Herz- und Kreislauferkrankungen sowie verminderte Seh- und Hörleistungen.

d) Die Determinanten einer erhöhten Lebenserwartung
im Gesamtüberblick

Bei der zusammenfassenden Interpretation aller dieser Studien finden sich keinerlei Hinweise dafür, daß ein einzelner der angeführten Vorhersagefaktoren allein eine erhöhte Lebenserwartung ergibt. Vielmehr scheint am ehesten eine optimale Konstellation bestimmter biologischer, psychologischer und sozialer Faktoren für die relative Langlebigkeit verantwortlich zu sein. Dabei sollen für das Erreichen eines Höchstalters über 100 Jahre mehr die biologisch-körperlichen Faktoren und für eine relative Langlebigkeit mit überdurchschnittlicher Lebenserwartung mehr die sozialen und psychologischen Determinanten bedeutsam sein.

Bis in die jüngste Zeit haben speziell Psychologen in Modellschemata versucht, das komplizierte Wechselspiel der verschiede-

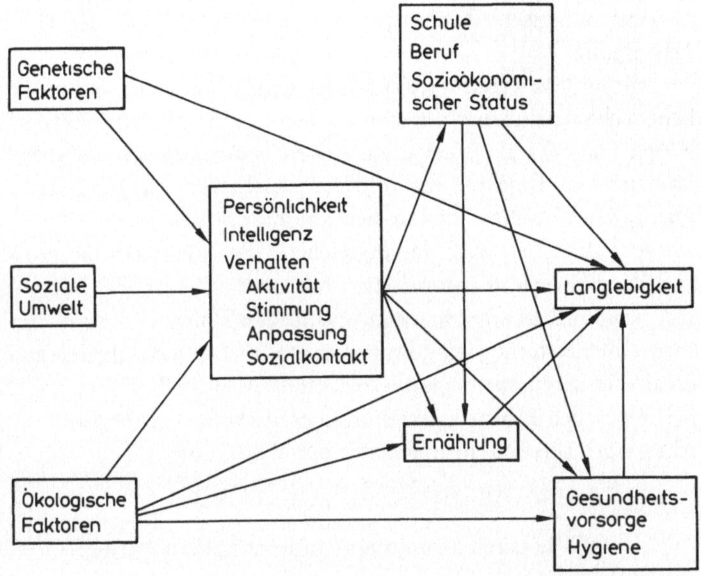

Abb. 13. Korrelate der relativen Langlebigkeit. (Lehr und Schmitz-Scherzer, 1974)

nen biologisch-psychologischen und sozialen Faktoren zu charakterisieren, die wahrscheinlich für eine überdurchschnittliche Lebenserwartung maßgeblich sind.

In Abbildung 13 werden immerhin über 16 Korrelate der relativen Langlebigkeit aufgeführt, die sich in vielfältiger Form beeinflussen. Es sind genetische, soziale und ökonomische Momente, weiterhin der sozio-ökonomische Status wie Schulbildung und Beruf, die biologische Situation, die Einflüsse der Ernährung und Faktoren des persönlichen psychologischen Verhaltens wie körperliche und geistige Aktivität und der Grad der Intelligenz.

Die genetischen Bedingungen einer überdurchschnittlichen Lebenserwartung gelten als unveränderlich. Hingegen sind soziale, psychologische und medizinische Faktoren durchaus im Hinblick auf eine längere Lebensspanne beeinflußbar. In jüngster Zeit haben manche Autoren versucht, die mutmaßliche Wertigkeit der aktuell abschätzbaren Vorhersagefaktoren bei einem Probanden im Hinblick auf seine individuelle zusätzliche Lebenserwartung in einem Punktsystem festzulegen. Je nach vermuteter Auswirkung auf die

mittlere statistische Lebensspanne ergeben sich Plus- oder Minus-
Lebensjahre.

Mit diesem Verfahren kann jeder seine persönliche, wahrscheinliche Lebenserwartung berechnen, wenn man anhand eines detaillierten Fragenkatalogs seine „positiven" und „negativen" Jahre er-
faßt und das Ergebnis der mittleren durchschnittlichen Lebenserwartung hinzuzählt oder von dieser Summe abzieht.

Auf ähnlicher, aber umfangreicherer Basis arbeiten die großen
amerikanischen und europäischen Lebensversicherungen. Aufgrund
von persönlichen sog. weichen und harten Daten und eines ärztlichen Untersuchungsbefundes berechnen sie die wahrscheinliche individuelle Lebensspanne und schätzen das finanzielle Risiko ab. Dabei stehen den Lebensversicherungsgesellschaften große, in Compu-
tern gespeicherte Vergleichszahlen zur Verfügung.

4. Wie erreicht man eine höhere Lebensspanne?

Aus den geschilderten vielfältigen endo- und exogenen Einflüssen auf eine erhöhte Lebenserwartung können wir heute durchaus
praktische Folgerungen ziehen.

a) Medizinische Vorbedingungen

Nach den Erkenntnissen der neuzeitlichen Altersheilkunde gilt
es zunächst, die Gesundheitsverhältnisse der alternden und älteren
Menschen zu überwachen und vernünftige, „makrobiotische" Verhaltensvorschläge zu unterbreiten.

b) Allgemeine und spezielle Geroprophylaxe

Die *allgemeine* Geroprophylaxe betrifft die Beratung der älter
werdenden Bevölkerung auf folgenden Gebieten: Förderung des allgemeinen Gesundheitsbewußtseins, Lebensweise, Ernährung, Genußmittel, Sexualität, Beruf, Wohnort, sozio-ökonomischer Status
wie Schul- und Weiterbildung, psychologische Momente der Intel-

ligenz und des persönlichen Verhaltens, Art und Weise von Streß-
bewältigung, Einfluß von Medikamenten bzw. von sog. Geriatrika
und anderem mehr.

Die *spezielle Geroprophylaxe* der neuzeitlichen Geriatrie umfaßt
ein weites Feld der individuellen Gesundheitsüberwachung der älteren Menschen. Sie betrifft folgende Gebiete:

1. Früherfassung von vorzeitig zum Tode führenden Leiden und
   Krankheiten, speziell von Geschwülsten, und ihre Behandlung.
   Bei Frauen: Brust- und Uteruskrebs, bei Männern: Prostata- und
   Lungenkrebs, bei beiden Geschlechtern: Magen- und Dickdarm-
   malignome.
2. Ermittlung und Ausschaltung von Risikofaktoren, die für das
   vorzeitige Auftreten von lebensbedrohlichen Herz- und Kreislauferkrankungen sowie für lebensverkürzende Gehirnschäden
   verantwortlich zu machen sind.

Entsprechend der belehrenden Richtschnur des französischen
Philosophen Voltaire: „Das Geheimnis zu langweilen, besteht darin, alles zu sagen", bemühe ich mich, bei der Bewertung der skizzierten äußeren Ursachen zum Erreichen einer überdurchschnittlichen Lebenserwartung auf das wirklich Wesentliche einzugehen.

c) Ökologische Bedingungen

Seit langem diskutieren speziell bulgarische und russische
Autoren und geromedizinisch orientierte Forscher eine optimale
Wohnhöhenlage von 1000 bis 1500 m als einen entscheidenden
Faktor für Langlebigkeit. Da anscheinend in den drei Weltbastionen der Langlebigkeit und zwar in Vilcabamba in Ecuador, fernerhin im Südkaukasus und in der Hunzaregion des Himalaja die dor-
tigen Höchstbetagten in einer durchschnittlichen Höhenlage von
1000 bis 2000 m leben, glaubt man gewisse Zusammenhänge annehmen zu müssen. Nachprüfungen in anderen Territorien der Erde
haben die Vermutung nicht als Regel bestätigt, daß die Lebensbedingungen einer mittleren Höhenlage die Lebenserwartung eines
Menschen unbedingt erhöhen.

d) Berufswahl

Welche Rolle spielt der Beruf für eine erhöhte Lebenserwartung?

Seit langem sind bulgarische und russische Geriater der Ansicht, daß vornehmlich in der Landwirtschaft Tätige die besten Lebensaussichten haben. Bei der exakten Beantwortung dieser Frage ist jedoch zwischen der relativen und absoluten Langlebigkeit zu unterscheiden. Dabei versteht man unter den „absolut Langlebigen" die Hundertjährigen und älteren und unter den „relativ Langlebigen" jene, die die statistisch-durchschnittliche Lebenserwartung um meistens 10% überschreiten, also z.B. in der Bundesrepublik Deutschland die über 80jährigen Männer und die über 85jährigen Frauen. Nach einer Auswertung von Statistiken der Lebensversicherer über die Lebenserwartung männlicher Bundesbürger haben die Bauern mit 79 Jahren, und von den beruflich Tätigen die Kaufleute und Gewerbetreibenden mit 78 Jahren die höchste Lebenserwartung, gefolgt von Angestellten (77 Jahre), Handwerkern, Beamten und Lehrern (76 Jahre), Arbeitern (75 Jahre) und schließlich Ärzten (mit 72 Jahren). Bei dem Erreichen des Höchstalters über 100 Jahre scheint der Beruf hingegen keine ausschlaggebende Rolle zu spielen, wie wir noch später auseinandersetzen werden.

Empfehlung auf dem Sektor der Genußmittel. Bei der Erörterung von lebenswichtigen Empfehlungen auf dem Gebiete der Genußmittel (Alkohol und Nikotin) sei eingangs an eine Lebensweisheit von Freiherr von Feuchtersleben in seinen Tageblättern zur Diätetik der Seele gedacht, der die gesamte Situation treffend mit folgenden Worten charakterisiert: „Das ganze Geheimnis, sein Leben zu verlängern, besteht darin, es nicht zu verkürzen".

e) Stellenwert des Alkoholgenusses

Die Künder der Langlebigkeit sind weit davon entfernt, mit ihren wohlgemeinten Ratschlägen den Mitmenschen jegliche Lebensfreude zu nehmen. Doch gilt es auch beim Genuß von Alkohol in Form von Wein und Bier das rechte Maß einzuhalten. Ein Überschreiten der täglich zugeführten Alkoholmenge über 60 g konzentrierten Alkohols bei Männern und 20 g bei Frauen ist auf die Dauer gesundheitsschädlich und kann bei regelmäßigem Genuß über Jahre zu lebensverkürzenden Krankheiten wie Leberzirrhose, Gehirn- und Nervenschäden und sogar Herzmuskelerkrankungen führen. Kleine Alkoholmengen in Form von 1 bis 2 Schoppen Wein (200 ml eines 8%igen alkoholischen Weingetränkes = 16 g konzentrierten Alkohols) oder ein Glas eines 4% Alkohol enthaltenden Bieres (= 250 ml = 10 g konzentrierter Alkohol) speziell am Abend sind im allgemeinen bei gesunden Erwachsenen nicht schädlich und tragen zur Geselligkeit bei. Dabei erinnere man sich an den Ausspruch des lebenserfahrenen Shakespeare in seinem Othello: „Guter Wein ist ein gesellig Ding, wenn man mit ihm umzugehen weiß."

f) Rauchen und Lebenserwartung

Da seit Jahrzehnten das inhalative Zigarettenrauchen als ausgesprochen schädlich gilt und mit hinreichender Wahrscheinlichkeit die Lebenserwartung verkürzt, wird man im allgemeinen vor Nikotingenuß warnen. Diese Mahnung erhebt auch die „Amerikanische Cancer Society" in ihrer jüngsten „Cancer Prevention Study", in der von 1959–1979 mehr als eine Million amerikanische Männer und Frauen hinsichtlich der Nikotingefährdung beobachtet wurden. Danach verkürzen starke Raucher (mehr als 20 Zigaretten täglich) ihr Leben durchschnittlich um 8,3 Jahre. Nach den jüngsten amerikanischen Untersuchungen weisen alle betagten Nichtraucher bzw. Exraucher unter 89 Jahre eine statistisch deutlich geringere Sterblichkeitsquote auf als gleichaltrige Raucher. Die Auswirkung des übermäßigen Rauchens auf die Lebenserwartung der gesamten Weltbevölkerung geht aus einem eindrucksvollen Bericht der amerikanischen Forschungsorganisation Worldwatch des Jahres 1985 hervor. Danach verursacht der Tabakgenuß mehr Tote und mehr Leiden unter Erwachsenen als jeder andere giftige Stoff in der Umwelt. Das Rauchen von Zigaretten ist weltweit für den Tod von etwa 2,5 Mill. Menschen im Jahre verantwortlich. Nahezu ein Fünftel aller Todesfälle in den USA und Europa steht mit dem Nikotin in Zusammenhang. Die Nikotinsucht tötet 13mal mehr Amerikaner als alle illegalen Drogen zusammen genommen. Die stärksten Raucher der Welt sind die Griechen, gefolgt von den Japanern und den Nordamerikanern.

g) Diätvorschläge

Viele gesundheitsbewußte Senioren stellen dem Geriater die praktisch wichtige Frage, ob es nicht eine spezifisch geeignete Kostform gibt, die eine hohe Lebenserwartung begünstigt. In diesem Zusammenhang ist die relativ hohe Lebensspanne der Grönländer und Eskimos erwähnenswert, die sich vorwiegend mit Fischfleisch ernähren. Nach jüngsten Forschungen sollen die im Fischfett enthaltenen stark ungesättigten Fettsäuren wie N_3-eicosapentaenate eine speziell antiarteriosklerotische Wirkung aufweisen. Wie es auch im einzelnen sein mag, ist nach dem derzeitigen Stand der Ernährungsforschung eine cholesterin- und fettarme Ernährung eine der besten prophylaktischen Maßnahmen gegen das Auftreten der Früharteriosklerose.

Da eine übermäßige Fettleibigkeit über 20% der Norm (im Vergleich mit der Brocaschen Formel: Normalgewicht = Körperlänge in cm minus 100) die Lebenserwartung beeinträchtigt, betonen die heutigen Ernährungswissenschaftler den Wert einer kalorienbegrenzten Kost ohne die Gefahr einer Fehlernährung.

Tatsächlich ist im Tierversuch an Ratten und Mäusen die langzeitige Unterernährung die einzige bisher bekannte experimentelle Methode, den Alternsprozeß zu verzögern und damit die durchschnittliche Lebensspanne von Warmblütern zu vergrößern. Dabei soll die Futtereinschränkung nicht nur die Lebenserwartung von Ratten und Mäusen erhöhen, sondern auch altersabhängige Organveränderungen und altersbedingte Krankheiten verzögern. Bis heute ist es jedoch nicht erwiesen, ob diese tierexperimentellen Ergebnisse auf den Menschen übertragbar sind. Obwohl vergleichbare Untersuchungen beim Menschen bisher nicht vorliegen, sind amerikanische Ernährungsforscher überzeugt, daß gewisse diätetische Empfehlungen für Betagte wertvoll sind.

Der amerikanische Biologe Walford hat in seinem vor Jahren im Münchner Verlag Piper erschienenen Buch „Leben über 100" wagemutigen Menschen zur Lebensverlängerung eine jahrzehntelang einzuhaltende, kalorienarme Kost ohne Fehlernährung empfohlen. Diese strengen Walfordschen Diätregime sind aber praktisch nicht durchführbar und führen nach Jahren sogar zu einem lebensgefährlichen Untergewicht. Den Übergewichtigen empfiehlt Clyde Donahoe eine um 50% kalorienreduzierte Diät und gleichzeitig Laufen oder Radfahren. Der Grund: Bei einer alleinigen kalorienreduzierten Kost vermindert sich der Grundumsatz reaktiv und wirkt einer Gewichtsabnahme entgegen. Die körperliche Anstrengung erhöht natürlich den Energieumsatz.

Bei Senioren ist im Vergleich zu jüngeren Altersstufen der Grundumsatz, d. h. der Kalorienbedarf, verringert, leider jedoch der Appetit wie in jüngeren Jahren meist unverändert gut. Wenn ein Betagter seine früheren Essensgewohnheiten beibehält, besteht die Gefahr, daß sein Körpergewicht ansteigt. Deshalb soll insgesamt die Ernährung der Betagten verhältnismäßig knapp sein. Regelmäßige Gewichtskontrollen sind ratsam. Die Nahrung im Alter soll relativ eiweißreich (1,0 g/kg pro Tag), fettarm und bezüglich der Kohlenhydrate ausgeglichen sein sowie vitaminreich, und zwar in Form von Obst und Gemüse. Die Zufuhr von großen Vitamindosen bei ausgeglichener Kost erhöht die Lebenserwartung nicht.

h) Können Training und Sport
alternsbedingte Veränderungen verhindern?

Es ist eine Binsenweisheit: Eine gute körperliche Verfassung ist nötig, das Alltagsleben beschwerdefrei zu meistern. Erfahrungsgemäß nimmt jedoch bei alternden und alten Personen die körperliche Leistungsfähigkeit und Belastbarkeit ab. Ein geeignetes körperliches Training ist jedoch durchaus in der Lage, negativen Auswirkungen dieser alternsbedingten Veränderungen entgegenzuwirken. Bei der Bewertung unserer Fragestellung, d. h. des Stellenwertes von Training und Sport, sollte man von eindeutigen Definitionen ausgehen. Nach Hollmann besteht ein lebensförderndes Training „in einer systematischen Wiederholung gezielter überschwelliger Muskelanspannungen zum Zwecke der Leistungssteigerung ohne Wettkampfcharakter". Unter dem engeren Begriff des Sportes ver-

stehen wir stärkere muskuläre Beanspruchungen mit Wettkampfcharakter.

Heute empfehlen Sportmediziner für den Menschen jenseits des
35. Lebensjahres unter ärztlicher Kontrolle solche Trainingsformen
auszuüben, die bei einem „Minimum an organischer Belastung zu
einem Maximum an gesundheitlich wünschenswerter Adaptation"
führen. In dieser Hinsicht werden folgende Übungen angeraten:
mäßiger Dauerlauf, Ski- und Bergwandern, Radfahren, Rasenspiele
und Schwimmen. Die in diesem Sinne trainierten älteren Personen
wirken jünger als Nichtsportler gleichen Alters. Regelmäßige Lei-
besübungen nach Art eines oben skizzierten, dosierten, nicht über-
triebenen Altensports können auch Betagte die Leistungsbreite eines fast 10 Jahre Jüngeren erreichen lassen, der kein Körpertraining
betreibt (Abb. 14).

Abb. 15 zeigt den eleganten Kopfsprung in bewunderswerter
Haltung des körperlich jahrzehntelang trainierten Altmeisters der
Inneren Medizin Herrn Prof. Dr. med. Dr. h. c. H. E. Bock, Tübin-

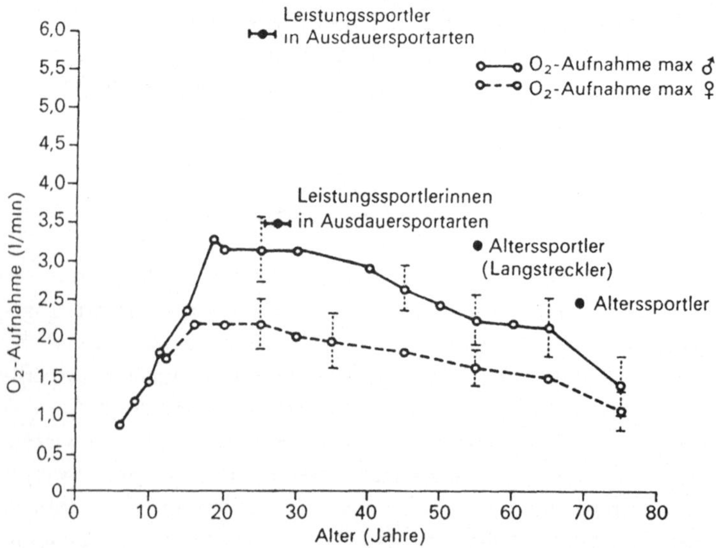

Abb. 14. Die maximale Sauerstoffaufnahme/min. als Zeichen der Leistungsbreite
im Laufe des Lebens bei männlichen und weiblichen Personen (n=2834). Alters-
sportler zeigen eine Leistungsbreite, die der eines 10 Jahre jüngeren Menschen entspricht (n=Anzahl der untersuchten Patienten). (Hollmann und Liesen, 1983)

gen, an seinem 80. Geburtstag. Ein übertriebener Hochleistungssport jedoch über längere Zeit ausgeübt, kann bei nicht gesundheitlich überwachten Personen nachweislich zu Organschäden führen.

Wie steht es nun mit dem Leistungssport bei über 75jährigen? In höherem Alter über 75 Jahre rückt bei Untrainierten physiologischerweise die Herzleistung an die Insuffizienzgrenze heran; ein physiologisches Herzversagen bei gesunden Hochbetagten gibt es im Rahmen der üblichen Tagesbelastung jedoch nicht. Bei stärkerer körperlicher Belastung sinkt jedoch nachweislich bei Hochbetagten die kardiale Pumpleistung um mehr als 50% gegenüber Jüngeren ab. Deshalb ist im Gegensatz zu Jüngeren ein Leistungssport von Hochbetagten im Regelfall nicht mehr ausübbar. Es gibt nur ganz seltene Ausnahmen, wie das Beispiel des Zermattener Bergführers Perren, der noch mit 82 Jahren das Matterhorn bestiegen hat.

i) Kann man den physiologischen Alterungsprozeß mit Medikamenten bekämpfen?

Die Sehnsucht, ein hohes Alter in körperlicher und seelischer Frische zu erreichen, mit Drogen und Verjüngungsmitteln den Vorgang des Älterwerdens zu verlangsamen oder sogar in einer Art Jungbrunnen eine Umkehr des Alterns zur ewigen Jugend zu bewirken, war bereits in der Antike weit verbreitet. Dieses weitgesteckte Ziel der Menschheit ist bis heute nicht erreicht worden. Trotz alledem besteht in der Allgemeinheit der verständliche Wunsch, mit Medikamenten wenigstens die üblichen Altersbeschwerden zu bekämpfen.

Ein Blick in die Schaufensterauslagen unserer Apotheken und Drogerien zeigt die Vielzahl von sogenannten „Altersheilmitteln", die die pharmazeutische Industrie mit aufdringlicher Werbung und einer zum Teil ungenauen, für den Laien unübersichtlichen Anwendungsliste anpreist. Diese Medikamente zur Bekämpfung des Alters – wir nennen sie Geriatrika – sollen eine große Anzahl von Altersbeschwerden lindern oder beseitigen. Ich nenne nur wenige, wie Altersschwäche, – was dies auch immer sein mag – Nachlassen der Konzentrationsfähigkeit und des Erinnerungsvermögens an Ereig-

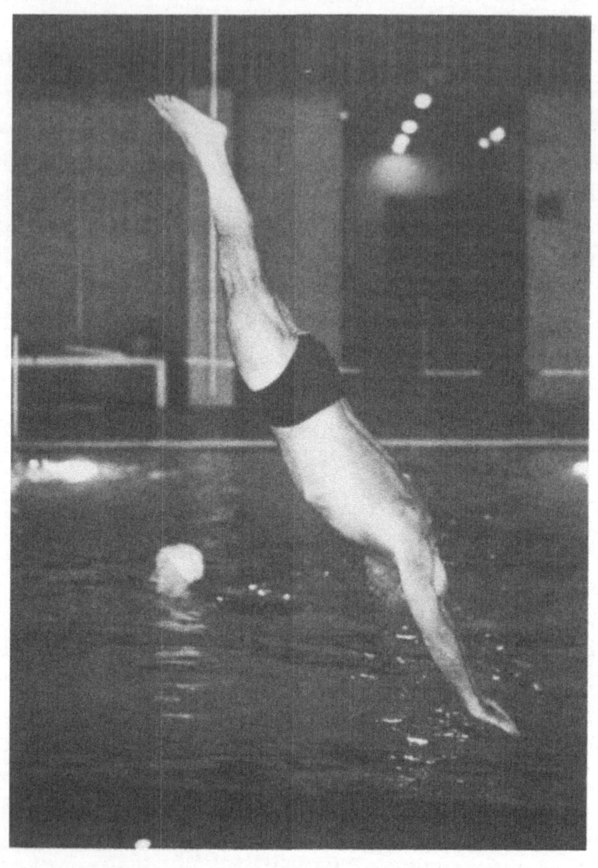

Abb. 15. Bewundernswerte Schwimmleistung des körperlich jahrzehntelang trainierten Altmeisters der Inneren Medizin, Herrn Prof. Dr. med. Dr. h.c. H. E. Bock,
Tübingen, an seinem 80. Geburtstag. (Mit freundlicher Genehmigung des Jubilars)

Dank des Achtzigjährigen.

Mit Kopfsprung ins neunte Jahrzehnt –
Das hatte ich mir einst ersehnt.
Nun ist's so weit. Dank dem Geschick
Aus Gnade, Mitgift, Übung, Glück!
Dank auch für alle Lieb' und Treue,
Die sich bestätigten aufs Neue!
Herz ich und Hirn der Frage voll,
Wie ich handschriftlich danken soll?
Versichert sei hiermit ein Jeder:
Die Loblieder aus Druck und Feder
Mit Fest- und Flüssiggut geschenken –
Sie ehrten mich. Dank für's Gedenken!
Was mir zu wünschen bleibt, ist klar:
Kraft bleibe mir im neuen Jahr!
Die Welt sollte voll Frieden sein
Und alle Wasser tief und rein!
Daß „alles fließt" – sagt Heraklit.
Wie flöß' ich hier noch gerne mit!

Paul Erhard Born.
Januar 1984.

nisse der jüngsten Vergangenheit, körperliche und psychische Ermüdbarkeit, Gedächtnisschwäche bezüglich weit zurückliegender Ereignisse, Schlafstörungen und Antriebsmangel; auch sind viele dieser Präparate gegen das sogenannte Altersherz, Abnutzungserscheinungen an Gelenken und Gefäßen, unter anderem auch gegen sexuelle Schwäche gerichtet. Die hochgespannten Erwartungen, die die Allgemeinheit an die Wirksamkeit dieser Geriatrika knüpft, kommen auch in ihrem großen Jahresumsatz von insgesamt 100 Millionen Mark zum Ausdruck. Sofort tauchen berechtigte Fragen auf: Aus welchen Substanzen bestehen diese sogenannten Altersheilmittel, wie sollen sie den Alterungsvorgang beeinflussen und wie beurteilt die moderne Altersheilkunde den Wert dieser Medikamente? In der sogenannten „Roten Liste", d. h. dem Verzeichnis von Fertigarzneimitteln für die ärztliche Praxis, bietet die Pharmaindustrie über 100 derartige Geriatrika mit recht unterschiedlicher Zusammensetzung an. Sie bestehen u. a. aus: Pflanzen- und Organpräparaten, aus einem Gemisch von Hormonen, Vitaminen, Aminosäuren, Spurenelementen wie Eisen und Magnesium, sogar aus chemischen Substanzen zur Förderung der Funktion und der Durchblutung des Gehirns, aus gefäßaktivierenden sowie gegen Gefäßverkalkung gerichteten Stoffen.

Viele dieser Geriatrika wurden auf ihre lebensfördernde Wirkung an alten Bulgaren, Rumänen und Türken geprüft, die keinen sicheren Altersnachweis erbringen konnten. Da es unmöglich ist, die gesamte Palette dieser Altersheilmittel hinsichtlich ihrer Nützlichkeit zu bewerten, seien unter den vielen Substanzen nur einige wenige besprochen, die vor allem in der Laienpresse, aber auch in der medizinischen Fachwelt Schlagzeilen gemacht haben.

Es gibt wohl kaum ein Medikament, das hinsichtlich seiner Wirkung auf Alterungsvorgänge so umstritten ist, wie *Prokain;* zumal bis in die jüngste Zeit in pseudowissenschaftlicher Weise in Zeitschriften und Illustrierten für prokainhaltige Präparate geworben wird. Die Bukarester Altersforscherin Frau Aslan schreibt aufgrund ihrer Erfahrungen mit 4500 Kuren dem Prokain eine nachweisbare verjüngende Wirkung zu. Als Beweis stellt die Gerontologin 110jährige Rumänen vor, die nach der Spritzkur wie 60jährige aussehen. Was ist wirklich wahr? Bei einem Großteil des angeblichen Verjüngungseffekts bei den mit Gerovital (so heißt dieses

Präparat) behandelten Greisen handelt es sich nur um einen psychosomatischen Effekt. Frau Aslan hat hinfällige Betagte aus der langweiligen, seelisch bedrückenden Atmosphäre rumänischer Altersheime in die angenehme und ansprechende Sanatoriumsumgebung verpflanzt und sich dieses Personenkreises in psychologisch besonders einfühlender Weise angenommen. Im übrigen wird von den in einer Kapsel (z. B. K. H. 3 oder Gerovital) enthaltenen Prokainmengen von 50 mg über den Magen-Darm-Kanal so wenig vom Körper aufgenommen, daß diese Substanz in unveränderter Form kaum über den Blutweg die Zielorgane erreicht. Deshalb sprechen heute die Prokainhersteller den im Körper entstehenden Umwandlungsprodukten die größte lebensauffrischende Wirkung im Gewebe zu.

Wie es auch im einzelnen sein mag: Die kritische Überprüfung englischer Altersforscher an über 100 000 Patienten hat bis auf eine geringe gemütsaufhellende Wirkung keinen überzeugenden Beweis für den angeblichen Nutzen des Prokains in der Bekämpfung von Altersbeschwerden erbracht.

Auch fehlen in der Sicht der gerontologischen Wissenschaft bis heute stichhaltige Belege im sogenannten Doppelblind-Versuch für einen anhaltenden lebensfördernden Effekt des Prokains. Bei der Bewertung eines Geriatrikums spielt nämlich dieser sogenannte Doppelblind-Versuch, bei dem weder der Arzt noch der Betagte die zugeführte Testsubstanz im Vergleich mit Scheinpräparaten kennen, eine wichtige Rolle.

Trotz dieser negativen wissenschaftlichen Bewertung muß man zugeben: Prokain wird auch heute noch von vielen Betagten zur Linderung ihrer Altersbeschwerden eingenommen. Meine Stellungnahme lautet kurz und bündig: Es handelt sich dabei um einen reinen Schein- oder – wie wir sagen – Placeboeffekt des Präparates, d.h. man muß fest an die Wirksamkeit dieses Medikamentes glauben.

Unter den vielen Volksmitteln gegen das Altern – angefangen von Knoblauch bis zur Mistel – nimmt die seit 4000 Jahren in China bekannte *Ginseng-Wurzel* als Elixier für langes Leben eine dominierende Stellung ein. Die Ginsengwurzel und ihre Bestandteile werden nicht nur in Ostasien, wie ich mich selbst dort überzeugen konnte, sondern auch in den meisten amerikanischen und europäischen Ländern – also auch bei uns – als lebensfördernd in jeder

Apotheke rezeptfrei angepriesen. In China und Korea wird heute Ginseng kommerziell angebaut und in alle Teile der Welt exportiert. Die jährliche Ginseng-Ernte erreicht in der Volksrepublik China 2160 Tonnen. Dabei müssen wir eine Tatsache berücksichtigen: Der Gehalt der Wurzel an wirksamen Ginseng-Alkaloiden sowie an sogenannten essentiellen Ölen und an B-Vitaminen wechselt je nach Standort erheblich. Besonders begehrt sind wegen ihres hohen Wirkstoffgehaltes wildwachsende Ginsengwurzeln, speziell wenn sie in ihrem Aussehen einer menschlichen Gestalt ähneln.

Wie steht es nun um den objektiven Wert dieser geheimnisvollen Lebenswurzel? Wissenschaftliche Prüfungen deuten auf eine geringe streßabwehrende Wirkung hin. Im Tierexperiment hat man eine gewisse anregende Wirkung auf Haut, Stoffwechsel und den Blutkreislauf festgestellt. Wenn auch an diesen pharmakologisch erfaßbaren Ginsengeinflüssen nicht zu zweifeln ist, so fehlen bis heute eindeutige Doppelblindstudien am Menschen zum statistisch gesicherten Nachweis eines günstigen Einflusses auf typische Altersbeschwerden. Bei langdauerndem Gebrauch der relativ teuren Ginsengpräparate ist sogar mit einer Reihe von unerwünschten Nebenwirkungen wie Schlaflosigkeit, Hochdruck und wassersüchtigen Anschwellungen zu rechnen.

Ein Großteil der Betagten klagt erfahrungsgemäß über Vergeßlichkeit und Konzentrationsschwäche. Die Betroffenen – und welcher von uns Älteren fühlt sich dabei nicht angesprochen – hegen den verständlichen Wunsch, gegen diese lästige Beigabe des Altwerdens etwas zu unternehmen. Was wissen wir heute über die Gedächtnisleistung des alternden Gehirns?

Bei dem jeweiligen Grad der Merkfähigkeit und des Gedächtnisses eines alten Menschen spielen, wie man heute ergründet hat, psychologische Faktoren eine Rolle; es sind dies die allgemeine Wißbegierde, das psychische Training und der Grad der augenblicklichen Aufmerksamkeit bzw. des Wachheitszustandes. Mit zunehmendem Alter nimmt die Zahl der die höheren Gehirnfunktionen steuernden Ganglienzellen etwas ab. Dieser Vorgang vermag ein Nachlassen der Gedächtnisleistung der Senioren durchaus zu erklären. Trotz alledem muß es nicht bei jedem Greis zu einer derartigen Minderung des Gedächtnisses kommen, daß das höhere Alter nicht mehr lebenswert ist. Diese grundlegende Tatsache geht aus unseren eigenen psychologischen Studien an Rüstigen unter 575 über Hundertjährigen der Bundesrepublik hervor.

Die meisten der im Handel erhältlichen, gegen Hirnleistungsschwäche im Alter angepriesenen Medikamente, versprechen in ihrem Beipackzettel, die Durchblutung und die Stoffwechselleistung des alternden Gehirns zu erhöhen. Leider läßt sich selbst mit neuartigen Isotopenverfahren nur bei wenigen dieser Präparate eine meist nur flüchtige Erhöhung der Durchblutung der gesunden Gehirnpartien nachweisen, während die durch Gefäßverkalkung gestörten Gehirnabschnitte darauf überhaupt nicht ansprechen. Neuerdings vertreten die Hersteller die ansprechende Theorie, daß diese gegen Gedächtnisstörungen gerichteten Medikamente den verminderten Zuckerstoffwechsel im Gehirn verbesserten. Offenbar kann die Sauerstoffaufnahme gealterter Ganglienzellen in Zellkulturen, also im Reagenzglas, durch diese „Piracetampräparate", benannt nach der darin enthaltenen chemischen Verbindung, etwas erleichtert werden. Es ist jedoch heute noch völlig offen, ob diese Wirkung auch bei der Einnahme von Kapseln bei alten Menschen auftritt.

Die Mehrzahl aller Medikamente gegen Alterserscheinungen enthält neben Mineralien und Spurenelementen die vielfältigsten *Vitamine*. Präparate, die aus vielen Vitaminen gegen Altersbeschwerden bestehen, werden von den Herstellern heute sogar als „Basisgeriatrika" bezeichnet. Diese Universalmittel haben in jüngster Zeit eine gläubige Anhängerschaft unter der älteren Generation gefunden, weil der 85jährige zweifache Nobelpreisträger Pauling mit hohen Dosen des Vitamin C und E nicht nur vorbeugend den Alterskrebs, sondern auch sein Altern bekämpfte und sich dabei munter wie ein Fisch im Wasser fühlte. Vitamin E ist in vielen Alterspräparaten enthalten. Es wird in vielfacher Form nicht nur in Apotheken und Drogerien, sondern sogar in Supermärkten angeboten. Die Werbung preist Vitamin E als wahre Wunderwaffe für die Erhaltung ewiger Jugend und Schönheit an: Es verhindere Herzinfarkt und Arterienverkalkung, straffe die Muskeln, Bindegewebe und Haut, sorge für bessere Leistung von Gedächtnis und Sexualfunktion, aktiviere die körpereigenen Abwehrkräfte und sorge dafür, daß die Leber Umweltschadstoffe wirksamer entgiften könne. Dabei vergessen die Werbetexter anzugeben, ob die wissenschaftlichen Prüfungen der vielseitigen Anwendungsgebiete auch nachweislich ein positives Ergebnis erbracht haben. Es steht heute fest: durchschnittlich zwei Drittel einer geschluckten Vitamin-E-Menge wird unverändert aus dem Körper ausgeschieden.

Trotz alledem seien einige kritische Bemerkungen hierzu erlaubt. In hoher Dosierung kann Vitamin E im Tiermodell schädliche oxydative Vorgänge im Gehirn hemmen; jedoch ergaben entsprechende Versuche am Menschen keine stichhaltigen Ergebnisse.

Chinesische und einzelne europäische Altersforscher glauben, durch hohe Dosen von Vitamin-E-Tabletten die Anhäufung des Alterspigmentes im Gehirn, des sogenannten Lipofuscins, zu verringern. Doch ist nach moderner Anschauung das besagte Lipofuscin keineswegs als wahrer Maßstab einer Gehirnalterung anzusehen.

Heute können wir mit Fug und Recht behaupten: Das Vitamin E ist in seiner geriatrischen Bedeutung für den Menschen sicherlich überbewertet worden. Die Annahme, daß das Altern auf einen Vitaminmangel zurückzuführen ist und dementsprechend mit Vitaminen behandelt werden könne, ist falsch. Betagte, ja selbst über Hundertjährige zeigen keine Vitaminmangelerscheinungen, vorausgesetzt freilich, sie ernähren sich ausreichend. Auch die vorbeugende Einnahme von Vielfach-Vitaminpräparaten gegen Altersbeschwerden ist nicht sinnvoll. Anders verhält es sich hingegen bei manchen, aber beileibe nicht allen Altersheiminsassen, bei denen tatsächlich eine Unterversorgung von Vitamin A- und der Vitamin-B-Reihe festgestellt wurde. Nur bei diesem Personenkreis ist eine gezielte Vitaminzufuhr notwendig.

Unter den angepriesenen Maßnahmen zur Bekämpfung des Alterns erfährt auch heute noch die Niehanssche *Frischzellenbehandlung* speziell bei begüterten Senioren eine große Beachtung.

Obwohl es sich nicht um ein eigentliches Medikament handelt, erscheint es mir zweckmäßig, auf dieses Verfahren einzugehen.

Mit der intramuskulären Injektion von Zellen ungeborener Schafe und Kälber glauben die Anhänger der Zellulartherapie vorzeitige und schnell ablaufende Alterungsvorgänge beenden zu können. Dabei beruft man sich auf die Erfahrungen des Schweizer Sanatoriumsarztes Paul Niehans, der angeblich 2000 Männer und Frauen im Rückbildungsalter, darunter berühmte Persönlichkeiten wie Adenauer, Churchill, Papst Pius XII und sogar Fidel Castro erfolgreich mit seinem Verfahren behandelt hat. Dabei hätten sich nicht nur krankhafte Organstörungen des Alters, sondern vor allen Dingen psychische Ausfallerscheinungen des Greisenalters gebessert. Niehans selbst war in der Deutung seiner Erfolge durchaus zurückhaltend; so hielt er eine wahre Verjüngung mit seiner Zelltherapie für nicht möglich, da der Rückbildungsprozeß des Alterns nicht umkehrbar ist.

Heute wird dieses Verfahren in vielen Luxuskliniken in der Schweiz, aber auch in der Bundesrepublik mit entsprechender Werbung angeboten.

Wie beurteilt derzeit die Alternswissenschaft den Wert dieser Frischzellenbehandlung? Bis in die jüngste Zeit versuchen Tierphysiologen, speziell der Wiener tierärztlichen Hochschule, an alternden Ratten den Verjüngungseffekt von injizierten potenten Zellextrakten nachzuweisen. Das Ergebnis ist jedoch sehr mager. Bis heute liegen keine entsprechenden Studien mit der Frisch- oder auch Trockenzelltherapie beim alternden Menschen vor, die statistisch in signifikanter Weise im Doppelblindversuch ihren vermeintlichen Wert erwiesen hätten. Die angeblich lebensverlängernde Wirkung läßt sich nicht eindeutig von einem einfachen Schein- oder Placeboeffekt abgrenzen.

Wie ist die Anwendung von Keimdrüsenhormonen zur Bekämpfung des Alterns zu bewerten? Als spezielle Anwendungsrichtlinien gelten schlechtes Allgemeinbefinden, Schwäche und Erschöpfungszustände, sexuelle Leistungsminderung des Mannes und verzögerte Rekonvaleszenz auch bei der Frau. Die Theorie, nach der das Alter eine Folge der Keimdrüsenrückbildung sei und deshalb mit der Zufuhr von Sexualhormonen aufgehalten werden könne, hat sich als falsch erwiesen. Deshalb werden auch grundsätzlich keine therapeutischen Gaben von Geschlechtshormonen beim physiologischen Alterungsvorgang benötigt.

Alterserscheinungen und nachlassende Sexualität lassen sich durch Keimdrüsenhormone nicht grundsätzlich beeinflussen. Auch als Stärkungsmittel für Alternde sind diese Präparate abzulehnen, zumal die Sexualhormone bei älteren Personen unerwünschte Nebenwirkungen zeigen können, wie z. B. Förderung eines Prostatakrebses beim Manne oder bei manchen dieser Präparate sogar Vermännlichung der Frau mit tiefer Stimme und verstärkter Behaarung.

Seit mehr als zwei Jahrzehnten stehen die von mir erwähnten Medikamente, aber auch das Frischzellenverfahren im Hinblick auf ihre lebensauffrischende Wirkung im Kreuzfeuer der wissenschaftlichen Diskussionen. Deshalb werden all diese Präparate, aber auch das Frischzellenverfahren aufgrund einer Entscheidung des Koblenzer Oberverwaltungsgerichtes von den Ortskrankenkassen nicht als erstattungspflichtige Sachleistungen anerkannt.

j) Verhaltensvorschläge zu einer vernünftigen Geroprophylaxe

Trotz dieser kritischen Erörterung zum Thema: „Medikamentöse Grenzen zur Lebensverlängerung" können erprobte und begründete Ratschläge den Weg ins höhere Alter durchaus erleichtern. Zunächst gilt auch heute noch der Erfahrungssatz: „Man altert, wie man gelebt hat." Das heißt, die frühere Lebensweise steuert in gewisser Weise den späteren Alterungsprozeß. Nicht selten sind es die Torheiten der Jugend, die das Altern belasten. Die modernen Geropsychologen, Gerosoziologen und Gerotherapeuten raten daher den Betagten, zur Bewältigung ihrer Altersprobleme die nachfolgenden 10 Regeln oder Leitlinien zu beachten. Sie sollen die persönliche Einstellung zum Älterwerden günstig beeinflussen und die eigene Entschlußkraft bei der Lösung schwieriger menschlich-sozialer Seniorenprobleme stärken.

1. *Strebe im Laufe Deines Lebens durch sinnvolle Beschäftigung mit nutzbringendem geistigem Gedankengut einen möglichst hohen Bildungsgrad mit reichem Erfahrungsschatz an.* Je einfacher jedoch die Verhältnisse sind, aus denen ein Rentner oder ein Pensionär kommt, um so schwieriger ist dieses Ziel zu erreichen. Aber jeder Erwachsene kann durch ein frühzeitig geübtes Hobby und durch gezielte Vorbereitung auf den verschiedensten Lebensgebieten (Finanzen, Wohnung, Familie, Freiheit) seine körperlichen und seelisch-geistigen Kräfte derart üben, daß ein sog. Pensionierungsknick vermieden wird.

Nach jüngsten Forschungen der Geroneurologen gehen täglich etwa 100 000 Ganglienzellen im menschlichen Gehirn

bei einem Anfangsbestand von etwa 20 Milliarden zugrunde.
Wenn man in seinem Streben nach Langlebigkeit diesem physiologischen geringfügigen Abbau wertvoller Gehirnzellen entgegensteuern will, beschäftige man sich mit geistigen Dingen, die einem eine innere Freude bereiten, sei es Musik, Lesen entsprechender Literatur o. ä. Erfahrungsgemäß helfen derartige Liebhabereien beim Eintritt in das sog. dritte Lebensalter, d. h. in das Rentenleben, einem Abfall der Lebensbahn aus biologischen Ursachen zu begegnen.

2. *Es hat keinen Sinn, den physiologischen Alternsvorgang zu verneinen: vielmehr stehe man dem Lebensabend bejahend gegenüber.* Das gefürchtete Modell des Altersabbaus mit nachlassender Leistungsfähigkeit, zunehmender Teilnahmslosigkeit, Gedächtnisschwund und Mangel an Gefühlsansprechbarkeit trifft im allgemeinen nur einen kleinen Kreis ausgesprochen kranker Senioren; der rüstige alte Mensch wird hiervon kaum berührt. Folgerichtige Trainingsprogramme zur Vorbereitung auf das Alter und die Pflege menschlicher Beziehungen sind durchaus geeignet, etwaigen Abbauerscheinungen entgegenzuwirken.

3. *Halte auch im Alter Maß in allen Dingen, übertreibe in keiner Weise und hüte Dich vor Mißbrauch von Genußgiften und nicht indiziert verabreichten Medikamenten.* In diesem Sinne ist in der heutigen Zeit die gerontologische Lebensweisheit Goethes zu verstehen: „Keine Kunst ist es, alt zu werden; es ist die Kunst, es zu ertragen" („Zahme Xenien", I). Viele der von uns beobachteten Hochbetagten haben unbewußt diesen Leitsatz beachtet. Man schätze seine biologischen Möglichkeiten kritisch ein und versuche im höheren Alter nicht, vergangenen Wunschzielen der Jugend nachzueilen. Vorsichtige Reisen sind für Senioren durchaus empfehlenswert. Anstrengende Touren in ungewohnte Klimaregionen können lebensgefährlich werden, wie ein kritischer Blick in die Berichte der Touristik-Industrie lehrt. Als Betagter nehme man sich bei allen Entschlüssen genügend Zeit und suche bedachtsam von allen Möglichkeiten das Bekömmlichere heraus.

4. *Hüte Dich als Pensionär oder Rentner vor sozialer Vereinsamung und psychischer Eigenbrödelei.* Im Gegensatz zu früheren Zeiten hat sich die Struktur der Großfamilien zum Nachteil der Senio-

ren gelockert. Die Beziehungen zwischen den Generationen beschränken sich nicht selten auf gelegentliche Besuche im Altenheim oder auf telefonische Grüße zur Zeit des Billigtarifs. Bei mangelndem familiären Kontakt sinkt bei den Betagten das Selbstwertgefühl. Es treten Zeichen der Resignation, Hoffnungslosigkeit und Existenzangst auf. Vereinsamung kann bei Senioren leicht zu psychosomatischen Wesensveränderungen mit Voralterung führen. In solchen Fällen soll man die jüngeren Verwandten aufmuntern, ihren betagten Familienangehörigen durch aktives Hinwenden das Gefühl der psychischen Isolierung zu nehmen. Auch gut geführte Seniorenvereinigungen und Fernsehsendungen für die ältere Generation können in dieser Hinsicht Gutes leisten.

5. *Verändere als leidlich Gesunder im höheren Alter Deine gewohnten Lebensumstände möglichst nicht. Meide im allgemeinen einschneidende Ortsveränderungen, eingedenk der begründeten Volksweisheit: „Alte Bäume soll man nicht verpflanzen".* Bereits ein Wohnungswechsel stellt für viele Betagte ein Wagnis dar. Der Wunsch, im sog. „dritten Leben" in die Nähe der Kinder zu ziehen, ist verständlich, doch sollte der Pensionär bei seinen Erwägungen den Verlust seiner gewohnten Umgebung nicht unterschätzen. Beim Übersiedeln von der früheren Wohnung in ein Alters- oder Seniorenheim treten öfters große Anpassungsschwierigkeiten auf. Die Senioren sollten sich ihren Entschluß unter hilfreicher Beratung mit ihren Nächsten gründlich überlegen. Jede erfahrene Leitung eines Altersheims wird alles versuchen, die neu einziehenden Heimbewohner in psychologischer Hinsicht zu betreuen und ihnen ein gewisses Gefühl der Nestwärme zu vermitteln.

6. *Hüte Dich vor ungünstigen Lebensbedingungen.* Nicht nur eine sinnvolle geistige Tätigkeit, sondern auch eine angemessene Muskelarbeit (Spazierengehen, ärztlich überwachter Seniorensport, leichte Gartenarbeit u. a. m.) trägt zur Lebenserhaltung bei. Hierdurch können die Senioren auch manche somatischen Risikofaktoren wie Fettleibigkeit und Bluthochdruck sowie die Anlage zur Zuckerkrankheit günstig beeinflussen. Umgekehrt wirkt sich eine ständig sitzende Tätigkeit mit Überreizung der

Sinnesorgane und der Psyche, z. B. durch stundenlanges Sitzen vor dem Fernsehschirm, ungünstig aus.

7. *Jeder erfahrene Betriebsarzt eines großen Werkes muß die reduzierte Belastbarkeit älterer Arbeitnehmer berücksichtigen.* So sollten über 60jährige keine beschwerlichen und ermüdenden Tätigkeiten verrichten.

8. *Sorge in Deinem Arbeits- oder Lebensrhythmus, sei es als Pensionär oder als älterer Arbeitnehmer, für genügend Ausgleich und Erholung und beachte Deinen individuellen „Biorhythmus".* Ältere können der Belastung ihres Berufes durch vernünftiges Ausspannen entgegensteuern. Hierzu gehören ein folgerichtiges körperliches und geistiges, nicht belastendes und individuell angepaßtes Training, häufigere kurze Pausen am Arbeitsplatz sowie ein gesundheitsförderndes Wochenende mit einem gewissen, aber freudebringenden Maß an Aktivität. Nach neuesten betriebsärztlichen Erfahrungen kann sich der plötzliche Übergang von beruflicher Überbeanspruchung zu völliger Entspannung mitunter auch unharmonisch auswirken. Ältere Arbeitnehmer benötigen zur Rehabilitation mehr Urlaub als jüngere. Es hat sich dabei ein längerer Jahresurlaub von 3 Wochen und mehr für die biologische Rehabilitation des Gesamtkörpers als viel günstiger erwiesen als z. B. viele verlängerte Wochenenden.

9. *Versuche durch Beachtung gewisser makrobiotischer Regeln (Diät, Lebensführung, Eß- und Trinkverhalten, psychische und körperliche Tätigkeit) Deine Dir von der „Vorsehung" gegebene Lebensspanne lebenswert zu gestalten.*

10. *Verzage bei Krankheiten und Leiden im höheren Alter nicht an Deinem Schicksal.* Bedenke dabei, daß die moderne Geriatrie, abgesehen von gezielten therapeutischen Maßnahmen, auch große Möglichkeiten besitzt, einen älteren Menschen zu rehabilitieren.

5. Grad der Lebensqualität der Senioren

Wie steht es jedoch mit der Lebensqualität der zusätzlichen Jahre, die die Senioren mit Hilfe der modernen sozialen und medizinischen Fortschritte gewonnen haben?

Wie ist heute *objektiv* der Gesundheitszustand der älteren Generation zu bewerten? Nach einer kritischen Untersuchung des zentralen amerikanischen Gesundheitsamtes sind derzeit nur 20% der 65–75jährigen und nur 16% der über 75jährigen als regelrecht gesund anzusehen. Demnach sind auch heute noch mehr als zwei Drittel der Senioren in ihrer Vitaliät als mehr oder minder reduziert einzustufen. Dabei setzt nach amerikanischen Studien die soziale Behinderungsrate der Alternden relativ frühzeitig, unmittelbar nach dem 55. Lebensjahr ein. Die Älteren haben mehr chronische Gesundheitssorgen, häufig ein geringeres Einkommen und eine schlechtere vorherige Ausbildung als die Jüngeren. Die Senioren haben mehr persönliche Einbußen erlitten als die junge Generation. Hierzu gehören: Verlust des Berufes, des Ehegatten, der Angehörigen, der Gesundheit und der Fähigkeit zur Selbsthilfe.

Als medizinische Ursachen der eingeschränkten Aktivität der über 65jährigen sind chronische Leiden und weniger akute Krankheiten festzustellen. Die Begründung ist leicht einzusehen. Bei einer längeren Lebensdauer können sich viele chronische Erkrankungen wie Arteriosklerose, Osteoarthrose (chron. Gelenkleiden) und andere degenerative Affektionen entwickeln. In den vergangenen Perioden, als die Lebenserwartung kürzer war, hat man diese chronischen „Altersgebrechen" viel seltener beobachtet, weil für ihre Entstehung nicht genügend Zeit zur Verfügung stand. In prozentualer Reihenfolge hat es der Geriater mit folgenden chronischen Altersveränderungen zu tun: Herz- und Lungenleiden mit 22%, rheumatische Affektionen mit 20%, Seh- und Hörbehinderungen mit 9,1% sowie Hochdruckauswirkungen mit 7%. Bei 5,8% der Betagten sind chronische neurologische Ausfälle, z. B. Zustand nach Schlaganfall und Alterszerebralsklerose und psychische Defektzustände in Form der Altersdemenz, erkennbar. 5,4% der 65jährigen und Älteren sind infolge orthopädisch-chronischer Leiden der Wirbelsäule, der Hüftgelenke oder der Gliedmaßen behindert. Diese chronischen Leiden im höheren Alter sind erfahrungsgemäß selbst mit den besten Methoden der Geriatrie weniger erfolgreich zu behandeln als akute Krankheiten. Der Grund liegt im folgenden: Akut bedrohliche Krankheiten, wie z. B. die meisten Infektionen und Seuchen, sind in allen Lebensstufen vom Kindesalter bis ins höchste Greisenalter mittels antibiotischer und Serum-Therapie gut beherrschbar. Mit diesen medizinischen Maßnahmen ist es, wie betont, im Verein mit besseren hygienischen und sozialen Bedingungen gelungen, die durchschnittliche Lebenserwartung der Bevölkerung in westlichen Ländern zu erhöhen. Es liegt im Wesen des allgemeinen Alterungsprozesses und des speziellen Charakters der chronischen Krankheiten und Leiden im höheren Alter, daß die Vorsorge- und Therapiemaßnahmen hierfür bei Betagten geringere Erfolgschancen haben als bei Jüngeren.

Zum besseren Verständnis dieses Sachverhaltes seien zwei Grundtatsachen der modernen Altersheilkunde kurz angeführt:

1. Das Altern des Gesamtorganismus und seiner Organe vollzieht sich proportional zur verstreichenden Lebenszeit, wobei jedoch speziell bei Krankheiten Alterungsschübe, z. B. in Form von arteriosklerotischen Organveränderungen, eintreten können. Auf den physiologischen Alterungsprozeß pfropfen sich Altersleiden und Krankheiten auf, wobei sich Altern und Krankheit mitunter gegenseitig beschleunigen. Mit fortschreitendem Alter wird der Organismus anfälliger gegenüber schädigenden Umwelteinflüssen. Nicht nur die vorwiegend chronischen Krankheiten werden häufiger, sondern auch die Krankheits- und die Rekonvaleszensdauer nehmen mit dem Alter zu.

2. Bei der Manifestation des gesamten Krankheitsgeschehens des alternden Menschen überlagern sich meistens gleichzeitig mehrere Organschäden. So hat man es im höheren Alter mit einer mannigfachen Zahl von Leiden und Krankheiten im Sinne einer Polypathie (= Mehrfachleiden) oder Multimorbidität (= Vielfachkrankheiten) zu tun (Abb. 16). Diagnose und Therapie von Krankheiten im Alter müssen diesen Grundsatz der Multimorbidität berücksichtigen.

Nach jüngsten Untersuchungen Schweizer Gerosoziologen kann auch der individuelle sozioökonomische Status einen wesentlichen Risikofaktor für die Hilfsbedürftigkeit der Betagten darstellen. Dabei nimmt mit steigendem Alter der Bedarf an täglicher wie auch gelegentlicher Unterstützung zu; so benötigen in der Schweiz 9,3% der 66–75-Jährigen und 46,1% der über 85-Jährigen regelmäßige und tägliche Hilfe. Senioren der untersten Sozialschicht finden

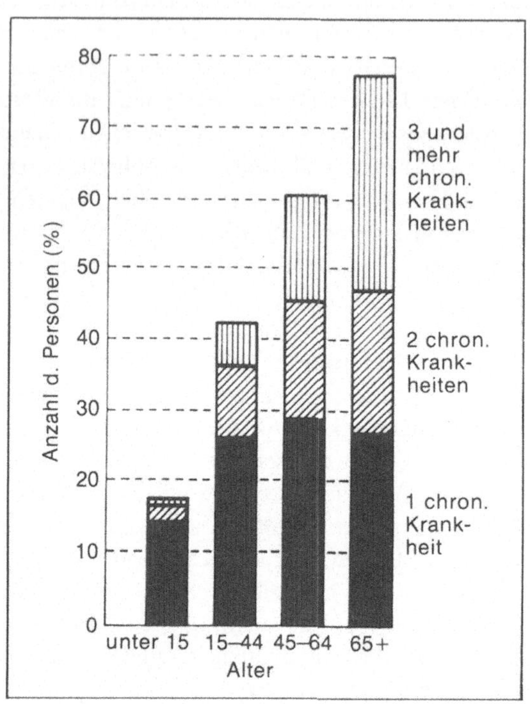

Abb. 16. Zunahme der chronischen Erkrankungen mit ansteigendem Patienten-
alter. (Franke et al., 1981)

sich fünfmal häufiger in Wohnheimen und müssen pflegerisch stär-
ker betreut werden. Zu „pflegeabhängigen" Behinderungen führen
dabei in erster Linie Orientierungsstörung, Harn- und Stuhl-Inkon-
tinenz sowie Sehbehinderungen; Herz- und Kreislauf-Erkrankungen
und bösartige Geschwülste fallen dabei weniger ins Gewicht. Nach
den Erfahrungen der Geropsychologen bestehen zwischen den von
Ärzten diagnostizierten Krankheiten und dem Gesundheitsempfin-
den der alten Menschen weitgehende Unterschiede (siehe auch
S. 51).

6. Betreuungsmöglichkeiten für behinderte Betagte

Je nach Gesundheitszustand und Beeinträchtigungsgrad der behinderten Betagten stehen der neuzeitlichen Altersheilkunde zwei geeignete Therapieverfahren zur Verfügung:

1. müssen die behinderten Betagten mit medizinischer Sachkenntnis, Geduld und Einfühlungsvermögen in somatischer, psychischer und sozialer Hinsicht betreut werden, und
2. ist es unsere geriatrische Aufgabe, die speziellen Krankheiten und Leiden im höheren Alter auf dem Boden der Polypathie gezielt zu behandeln und die chronisch Kranken zu rehabilitieren.

Bei der medizinischen Betreuung von bereits behinderten Betagten steht die Früherfassung und Therapie der Früharteriosklerosen im Mittelpunkt unserer Bemühungen; entsprechend dem auch heute noch gültigen Leitsatz des französischen Marinearztes A. Cazalis aus dem Jahr 1891: „Der Mensch ist so alt wie seine Gefäße."

Um die Lebenserwartung und Lebensqualität der speziell durch die Arteriosklerose gefährdeten älteren Bevölkerungsschichten zu erhöhen, sind, abgesehen von den oben angedeuteten vorbeugenden Maßnahmen, gezielte therapeutische Verfahren nützlich.

Während die bereits skizzierte *primäre Prävention* durch Ermittlung der Risikofaktoren die Arterioskleroseanfälligkeit möglichst früh zu erfassen anstrebt, versucht der Arzt *in der II. Phase der Prävention* bei den kränkelnden Betagten die bestehenden Risikofaktoren durch gezielte Maßnahmen abzubauen. Hierzu gehören: Das Verbot des inhalativen Zigarettenrauchens, die diätetische und medikamentöse Behandlung einer fallweise vorliegenden Hochdruckkrankheit, eines krankhaften erhöhten Fett- und Harnsäuregehaltes im Blutserum, einer Zuckerkrankheit oder einer Fettsucht über 20% des normalen Gewichtes.

Die *tertiäre Prävention* hat das Ziel, bereits bestehende arteriosklerotische Organschäden wie z.B. die verschiedenen Grade der Koronarsklerose bis zum Herzinfarkt, die zerebrale Arteriosklerose bis zum Schlaganfall oder die Arteriosklerose der peripheren Gefäße bis zur Extremitäten-Gangrän diätetisch, medikamentös oder durch gezielte Gefäßeingriffe anzugehen, z.B. mittels Bypass-Operation der Herzkranzgefäße oder der großen Arterien im Bereich des Bekkens oder der Oberschenkelgefäße.

Bei der Bewältigung der dritten Hauptaufgabe der Geriatrie, nämlich der Therapie von speziellen Leiden und Krankheiten im höheren Alter, müssen neben den erläuterten medizinischen auch psychologische und soziale Gesichtspunkte berücksichtigt werden. So soll man den kranken Betagten in sozialer Hinsicht ermutigen, so lange wie möglich Kontakt mit der Gesellschaft und mit der unmittelbaren Umgebung zu pflegen. Fernerhin muß sich der Geriater in psychologisch einfühlender Weise aktiv den Senioren zuwenden und sie fürsorglich beraten. In dieser Hinsicht sollte man den erkrankten alten Patienten bei der Sinnfindung des Lebens, des Alterns und des Sterbens behilflich sein. Die allgemeine Krankheitssituation bei Betagten wird häufig durch mitbeteiligte psychische Veränderungen kompliziert. Erfahrene Geriater werden nicht müde darauf hinzuweisen, daß seelische Altersleiden und geistige Störungen häufig durch somatische Faktoren, ja Krankheiten im Sinne der Multimorbidität, ausgelöst werden. Depressionen als Reaktion auf somatische und psychische Geschehnisse, vor allen Dingen Krisensituationen mit gehäuften schweren persönlichen und familiären Verlusten, können im höheren Alter die Suizidneigung verstärken.

Bei der gezielten medizinischen Therapie spezieller Krankheiten im höheren Alter benutzt der Arzt bei 80% der betagten Patienten Medikamente. Unter Berücksichtigung des veränderten Organverhaltens bei Greisen auf der Basis der Polypathie hat sich im letzten Jahrzehnt eine eigene Geropharmakotherapie als jüngstes Fach der Medizin entwickelt. Hierbei haben sich bedeutsame allgemeine und spezielle Richtlinien der Gerotherapie ergeben: Sie mahnen den Arzt, möglichst wenig Medikamente anzuwenden, im Rahmen der Multimorbidität zunächst die führende Grundkrankheit zu behandeln, die veränderte Pharmakokinetik z.B. der Digitalispräparate und die Gefahr der Interaktion von mehrfach verabreichten Pharmaka zu beachten und schließlich die sog. Compliance, d.h. das Vertrauensverhältnis des Patienten zum Arzt hinsichtlich der Einhaltung der empfohlenen Verordnungen zu stärken. Abgesehen von gezielten therapeutischen Maßnahmen besitzt die moderne Geriatrie große Möglichkeiten, einen älteren kranken Menschen zu rehabilitieren, zumal viele kranke Senioren noch über beachtliche Kompensationsmechanismen verfügen. Gezielte, dem Einzelfall angepaßte physio- und psychotherapeutische Rehabilitationsverfahren können die körperliche und geistige Behinderung der Betagten mitunter erstaunlich bessern.

Für die in ihrem Gesundheitszustand und ihrer Vitalität beeinträchtigten Senioren stehen heute in jeder größeren Stadt der Bundesrepublik Deutschland Betreuungseinrichtungen zur Verfügung. Sie sollten je nach den sozialen Möglichkeiten und der noch vorhandenen Rehabilitationsfähigkeit der Betagten gezielt ausgenutzt werden. Hierzu gehören: Ambulante Hausberatung durch Altenpfleger, Versorgung durch die Einrichtung des Essens auf Rädern und Besuch in Altentagesheimen. Je nach den finanziellen Möglichkeiten und dem Grad der Beeinträchtigung stehen den pflegebedürftigen Betagten folgende Einrichtungen zur Verfügung: Wohneinheiten wie Altenwohnheime, Alten- und Seniorenheime und Altenpflegeheime, spezielle Sozialstationen für ständig Pflegebedürftige und schließlich klinische Anstalten wie Tageskliniken, besondere geriatrische Kliniken und Rehabilitationszentren.

Die Zunahme des Anteils alter Menschen in der Bevölkerung wird zwangsläufig dazu führen, daß die Zahl der pflegebedürftigen Betagten rapide wächst und viele Familien vor schwierige Existenzfragen stellt; man schätzt die vom Staat im Rahmen eines „Pflegehilfegesetzes" einzubringenden Finanzkosten auf 6,7 Milliarden DM pro Jahr.

7. Abschlußbetrachtung

Im Gesamten gesehen, hat im letzten Jahrhundert die Altersheilkunde auf dem Gebiet der Diagnostik, der Prävention bzw. der Prophylaxe, der Therapie und speziell der Rehabilitation gegenüber früher beachtliche Fortschritte erzielt. Auf diese Weise ist es gelungen, bei vielen, leider nicht bei allen Betagten, die ihnen von der Vorsehung gegebenen Jahre mit besserer Lebensqualität zu versehen.

In diesem Sinne gilt auch heute noch – mehr als vor 150 Jahren – der Ausspruch Goethes: „Wir leben, solange es Gott bestimmt hat, aber es ist ein großer Unterschied, ob wir im Alter jämmerlich wie alte Hunde leben, oder wohl und frisch sind, und darauf vermag ein kluger Arzt viel".

II. Aus dem Leben der Hundertjährigen

1. Einleitung

Das Problem des höchsten Lebensalters gehört zu den anziehendsten der Altersforschung. Auf dem Wege zur absoluten Langlebigkeit stellen die Höchstbetagten an der obersten Schwelle der menschlichen Lebensmöglichkeiten ein hinweisendes und lehrreiches Naturexperiment dar. Es ist reizvoll, sich wissenschaftlich mit dem Leben dieser Uralten zu beschäftigen, besonders jedoch mit ihren Lebenserfahrungen, Verhaltensweisen, Trink- und Eßgewohnheiten und den objektiv erhobenen somatischen und psychischen Befunden. Diese Thematik kommt nach Umfragen von Meinungsforschungsinstituten auch dem verständlichen Wunsch vieler Bundesbürger entgegen, nicht nur eine überdurchschnittliche Lebenserwartung (siehe Teil I), sondern gegebenenfalls möglichst die Hundertjahresgrenze in körperlichem und seelischem Wohlbefinden zu erreichen.

2. Kritik an den Altersangaben der Höchstbetagten

Man sollte jedoch bei unseren Überlegungen nur jene Höchstbetagten in die Gruppe der über Hundertjährigen einordnen, deren hohes Alter durch amtlich belegte Geburts- oder Taufurkunden aus der Zeit ihrer Geburt bestätigt werden kann. Hier ist eine schonungslose Kritik an den Altersangaben der Höchstbetagten im Schrifttum angebracht. Nach der Erfahrung kritischer Gerontologen weichen in Ländern ohne amtliche Dokumentation die Altersangaben der Einwohner in höchsten Altersstufen nicht selten erheblich von den wahren Werten ab. So werden bis in die jüngste Zeit, speziell in den drei Hochburgen der Langlebigkeit auf der Erde, und zwar in Vilcabamba in Ecuador, weiterhin in Georgien bzw. Abkhazian im Südkaukasus und fernerhin im Gebiete der Hunzas in der Himalajaregion von Pakistan, eine erstaunlich hohe Anzahl von Personen über hundert Jahren mit einem Höchstalter bis 168 Jahren wie z. B. im Kaukasus erwähnt. Hier sind Zweifel angebracht. Nach wie vor gelten die vor 15 Jahren von einer österreichischen Zeitung geäußerten Bedenken hinsichtlich der Richtigkeit der Altersangaben von Hochbetagten: „Der Mangel an Dokumenten, die Leichtgläubigkeit der Mitbürger, der Stolz der Heimatgemeinden, politische Opportunität, die Sensationsgier von Nachrichtenmedien und die Gewinnsucht von Verwandten und Managern, das scheinen die wahren Ursachen für alle Altersrekorde jenseits von 110 Jahren zu sein". Dr. Morris Ernest, der vor etwa 50 Jahren in England einen Klub der Hundertjährigen gegründet hatte, nannte als nachweisbar höchstes Alter den Fall der Miss K. Lundket. Sie starb mit 111 Jahren und 327 Tagen. Nach statistischen Berechnungen von Freudenberg ist die Wahrscheinlichkeit, 111 Jahre alt zu werden, nur halb so groß wie die, 110 Jahre zu erreichen, und 120 Jahre alt zu werden, ist augenblicklich 1000mal weniger wahrscheinlich als 110 Jahre. Die älteste von uns betreute Bürgerin Westdeutschlands war urkundlich belegt 111 Jahre und 4 Monate (Abb. 17). Tatsächlich liegt das höchste bis jetzt einwandfrei beglaubigte Lebensalter bei ungefähr 115 Jahren. Heute verlangen wir zur Anerkennung des 100. Geburtstages eines Erdenbürgers ein verbürgtes Dokument mit dem Datum seiner Geburt. Diesen Nachweis können z. B. die meisten der derzeit ältesten Höchstbetagten über 115 Jahre unseres Planeten nicht führen. Hierfür einige treffende Beispiele aus der früheren und jetzigen Zeit.

1648 wurde der angeblich älteste Mensch der Welt, der 152jährige Engländer Thomas Parr, wegen seines erstaunlich hohen Alters in einem Querschiff der Westminster Abtei in London feierlich bestattet, nachdem W. Harvey, der Entdecker des Blutkreislaufs, die Obduktion vorgenommen hatte. Parr war ein Schwindler; bei seinem Ableben war er nachweislich höchstens 70 Jahre alt. Die vier ältesten Hochbetagten der letzten Jahrzehnte in den verschiedensten Erdteilen haben mangels authentischer Unterlagen ihr Alter über 117 Jahre nicht belegen können: So zählen der angeblich 168jährige Südrusse Shirali Mislimov und die 130jährige kaukasi-

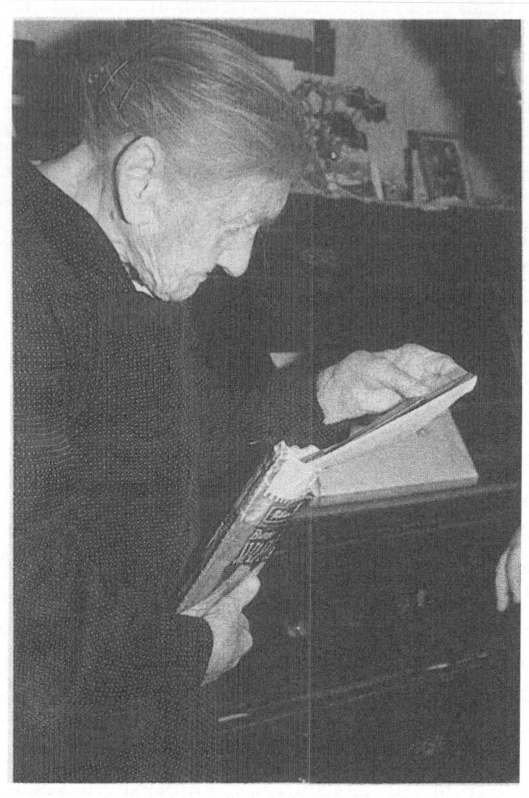

Abb. 17. Die älteste über Hundertjährige der Bundesrepublik Deutschland 1975:
111 Jahre und 4 Monate alte rüstige Frau (K. B.; inzwischen verstorben) mit authentischer Geburtsurkunde

sche Teepflückerin Khjaf zu den Paradebeispielen einer Alters-
falschmeldung. Im Jahre 1975 galt der angeblich 133jährige farbige
Zahnarzt Charlie Smith als ältester Bürger in Nordamerika. Aufgrund einer später aufgefundenen Heiratsurkunde wurde er jedoch
nur 104 Jahre. Die Altersangaben des 1985 verstorbenen, angeblich
120jährigen Japaners Izumi Shigechiyo halten einer strengen Kritik
nicht stand (Abb. 18). Das von uns eingesehene japanische Fami-
lienregister läßt seinen genauen Geburtstermin höchst fraglich er-
scheinen. In jüngster Zeit hält man eine Verwechslung mit den Ge-

50

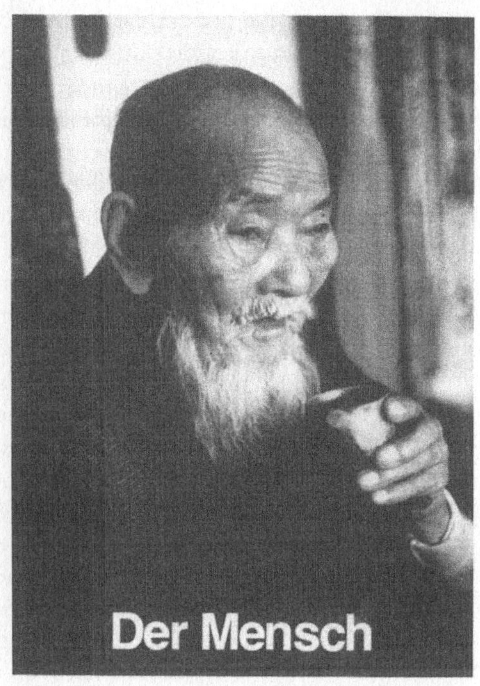

Abb. 18. Der angeblich mit 119 Jahren älteste Mensch der Welt, der Japaner Izumı Shıgechıyo, ohne amtlıchen Altersnachweis aus der Zeit seıner Geburt. (Guınness Book of Records, dt Ausg , 1984)

burtsdokumenten seines älteren Bruders für wahrscheinlicher. Die Glaubwürdigkeit der Altersangaben über 115 Jahren kritisiert das „Guinness-Buch" der Rekorde mit der Bemerkung: „Es gibt nichts, was durch Eitelkeit, Lügen und Betrug mehr verschleiert worden wäre als das Höchstalter des Menschen."

3. Vorkommen der über Hundertjährigen

Das Prinzip der natürlichen Auslese prägt den Bestand der Höchstbetagten in einer Volksgemeinschaft. Während wir gewöhnlichen Sterblichen mit einer durchschnittlichen Lebenserwartung

51

von etwa 74 bis 75 Jahren durch die „Maschen des Schicksalssiebes" in das Grab sinken, werden die Hundertjährigen mehr als zwei Jahrzehnte darüber hinaus verschont. Dementsprechend ist die Anzahl der Höchstbetagten unter der Gesamtbevölkerung bemerkenswert gering.

Welchen Bestand an Hundertjährigen und älteren Personen geben heute die einzelnen Staaten der Erde an? Die amtlichen Zählungen der Höchstbetagten lassen derzeit noch erhebliche Unterschiede erkennen. Der demographische Verteilungsquotient der Hundertjährigen und Älteren differiert pro 100 000 Einwohner zwischen 1,2 (Finnland, Schweden, Japan), 1,5–3 (Deutschland, Schweiz), 23,0 (Südafrika), 29,8 (USA), 270 (Ägypten) und bis 732 (Bolivien). Nach jüngsten japanischen und deutschen Untersuchungen kommen jedoch in Ländern mit authentischer Geburtsdokumentation in bemerkenswerter Übereinstimmung 1 bis 2, höchstens jedoch 3 Hundertjährige und Ältere auf 100 000 Bürger vor.

Nach diesen Ergebnissen müssen alle höheren Angaben ab 4 : 100 000 im Hinblick auf ihre Glaubwürdigkeit besonders kritisch unter die Lupe genommen werden. Dies gilt insbesondere für viele Regionen von Asien, Afrika und Amerika mit ihren ungenauen Geburtsregistern. Selbst das sonst so fortschrittliche Nordamerika hat es schwer, die Anzahl seiner Höchstbetagten einwandfrei anzugeben, da die alte schwarze Bevölkerung in der Regel keine exakten Geburtsdokumente besitzt.

Im Hinblick auf eine exakte Altersdokumentation sind die nordischen Länder und vor allem die Schweiz vorbildlich. Die letzte amtliche Volkszählung in der Schweiz vom 2. 12. 1980 ergab aufgrund zuverlässiger Daten bei 6,37 Mill. Bürgern einen Bestand von 180 Hundertjährigen und Älteren, d. h. 2,8 Uralte auf 100 000 Eidgenossen. Überträgt man diese Schweizer Angaben auf die Bundesrepublik Deutschland, so dürften derzeit unter 61 Mill. Westdeutschen etwa 1000–1300 über Hundertjährige leben.

Sind diese ungefähr berechneten Zahlenaussagen für die Bundesrepublik auch objektiv zu belegen?

Vor mehr als 20 Jahren übermittelte uns das Statistische Bundesamt in Wiesbaden einen allgemeinen Überblick über den damals erfaßten Bestand an gemeldeten Hundertjährigen und älteren Personen in der Bundesrepublik Deutschland und zwar von 1963 bis

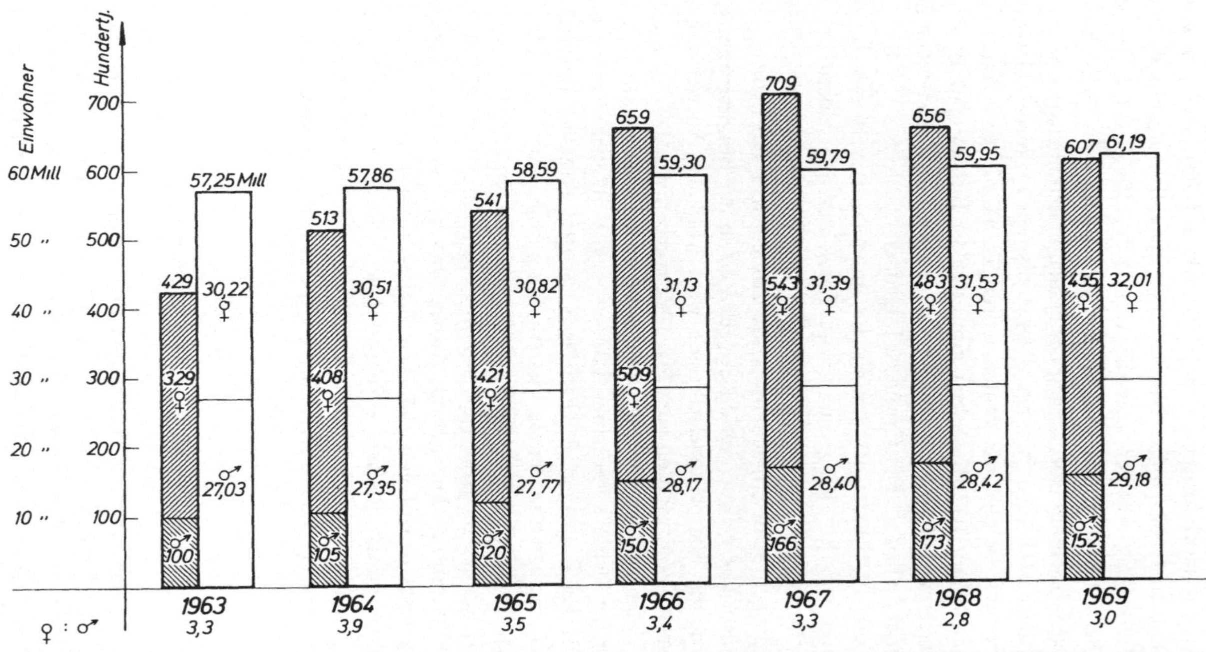

Abb. 19. Die Hundertjährigen in der Bundesrepublik Deutschland (1963–1969) in Beziehung zur Einwohnerzahl. (Franke et al., 1970)

1968 in Beziehung zur Einwohnerzahl (Abb. 19). Danach hat die Zahl der Hochbetagten von 429 (1963) auf 709 (1967) bzw. 656 (1968) und 607 (1969), die der Gesamtbevölkerung hingegen verhältnismäßig weniger, nämlich von 57,25 (1963) auf 61,19 Mill. (1969), zugenommen. Aus dieser Aufstellung geht auch das seit langem bekannte Überwiegen der Frauen in den höchsten Altersstufen hervor (Frauen : Männer = 2,8 : 1 bis 3,9 : 1); in der Gesamtbevölkerung beträgt das zahlenmäßige Verhältnis von Frauen und Männern nur 1,12 : 1. Derzeit gibt es in der Bundesrepublik jedoch keine einwandfreie Statistik über die genaue Zahl der lebenden über Hundertjährigen. Der Grund ist folgender:

Ab 1970 hatte das Statistische Bundesamt in Wiesbaden aufgrund von Erfassungs- und sog. Fortschreibungsfehlern bei der Hochrechnung nach dem registrierten Vorkommen der 95- bis 98jährigen Schwierigkeiten, exakte Zahlen über Höchstbetagte zu melden. Die genaue Anzahl der zur Zeit in der Bundesrepublik registrierten über Hundertjährigen wird wohl die Auswertung der jüngsten Volkszählung vom Mai 1987 ergeben.

Auch aus der Zahl der vom Bundespräsidialamt zum 100. Geburtstag Beglückwünschten können wegen möglicher Erfassungsfehler keine exakten Rückschlüsse auf den aktuellen Bestand an Höchstbetagten in der Bundesrepublik gezogen werden (Abb. 20). Nach Rückert hat sich die Schar der beschenkten über Hundertjährigen von 224 im Jahre 1965 auf über das 8fache, d. h. 1822 im Jahre 1985 erhöht. Die genaue Auswertung der Schweizer Bevölkerungsstatistik läßt von 1970 bis 1980 ebenfalls eine Zunahme der Uralten um das dreifache erkennen. Nach alledem kann man mit einer gewissen Vorsicht auch in der Bundesrepublik auf einen deutlichen Zuwachs an Hundertjährigen in den letzten Dezennien schließen.

4. Quellenforschung

Das denkwürdige Dasein und die bemerkenswerte Lebensführung der Uralten werden maßgeblich von deren Gesundheitszustand geprägt. Zur Beantwortung der Frage nach der Lebensgestaltung, dem subjektiven Befinden und den objektiven Befunden der

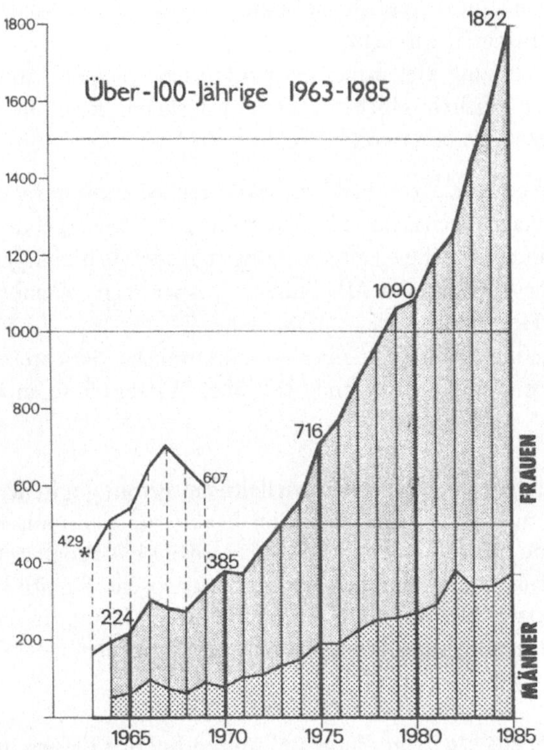

Abb. 20. Anzahl der Bundesbürgerinnen und -bürger, denen der Bundespräsident zum 100 oder einem noch höheren Geburtstag gratulierte * Zahlen des Stat Bundesamtes, das seit 1970 unter Verweis auf Erfassungs- u Fortschreibungsfehler keine Zahlen mehr veröffentlicht (Kuratorium Deutsche Altershilfe, Köln)

über Hundertjährigen stehen uns abgesehen von zufälligen Mitteilungen der Tagespresse derzeit zwei Quellen zur Verfügung:

Das in der Fremdliteratur bisher niedergelegte, weit verstreute Beobachtungsgut aus den verschiedensten Erdteilen.

Eigene Untersuchungsergebnisse an jetzt 575 urkundlich belegten Hundertjährigen und älteren Bundesbürgern und zwar bei 410 Frauen und 165 Männern. Im Laufe von 20 Jahren hat die Würzburger gerontologische Untersuchungsgruppe mit Unterstützung der Stiftung Volkswagenwerk in zum Teil mühevoller Arbeit das bisher nur unzulänglich bekannte biologische Verhalten dieser Höchstbetagten erforscht.

Zur Lösung vielfältiger gerontologischer Fragen haben wir die von uns erfaßten Höchstbetagten folgendem kombinierten Prüfungsverfahren unterworfen:

1. einer gezielten, zum Teil mit jüngeren Altersstufen vergleichenden Fragebogenaktion mit insgesamt 297 Einzelerhebungen,
2. fachinternistischen Untersuchungen in der Würzburger Medizinischen Universitäts-Poliklinik, auswärtigen Krankenhäusern und Heimen und
3. schließlich haben wir über 80 hausärztliche Berichte und sechs eigene Obduktionsbefunde von über Hundertjährigen ausgewertet.

Die hierbei anfallenden vielfältigen gerontologischen Daten, speziell aus der Fragebogenaktion haben wir elektronisch gespeichert und mit Hilfe des sogenannten „MEDAS"-Programmsystems nach Haubitz im Hinblick auf ihre statistische Signifikanz exakt ausgewertet. Nur auf diese mühevolle Weise gelingt es, stichhaltige Aussagen über das Leben der Hundertjährigen zu machen.

5. Sechs wichtige Fragestellungen bei der Erforschung des Höchstalters

Wir haben zu folgenden Problemen Stellung genommen:

1. Welches körperliche und seelische Verhalten weist der Mensch an der obersten Schwelle der Lebensmöglichkeit auf? Speziell interessierten uns das äußere Erscheinungsbild und das physiologische Verhalten der Höchstbetagten.
2. Welche Charakteristika der Vererbung, des früheren Berufes, der Lebensweise (Essen, Trinken, Rauchen, Sexualverhalten etc.), der ökologischen Bedingungen u. a. m. sind erkennbar? Wie verhält sich die Alterspolypathie, d. h. die Anhäufung von Altersleiden, bei Höchstbetagten?
3. Welche Kriterien einer überdurchschnittlichen Lebenserwartung sind bei den von uns untersuchten Langlebigen maßgebend?

4. Wie werde ich 100 Jahre alt?
5. Ist das Leben jenseits der Hundertjahresgrenze noch lebenswert?
6. Wie geht das Sterben der Uralten vor sich?
   und
   Gibt es einen reinen Alterstod infolge alleiniger Altersschwäche
   ohne Mitwirkung krankhafter Organveränderungen?

Sinngemäß sollen die folgenden sechs Kapitel die angeschnittenen Fragen, soweit es heute möglich ist, sachlich beantworten.

6. Äußeres Erscheinungsbild, körperliche Befunde und seelisches Verhalten der Hundertjährigen

Die Höchstbetagten weisen ein recht unterschiedliches körperliches und seelisches Verhalten auf.

a) Gesichtsausdruck

Laien, die zum ersten Mal einem Hundertjährigen begegnen, sind vor allen Dingen von dem eindrucksvollen Antlitz fasziniert. Nirgendwo zeigt sich die Spielbreite des individuellen Alterns ausgeprägter als in der Physiognomie eines Höchstbetagten. Viele haben mit ihrem fahlblassen, runenreichen, verwitterten und von Falten, Runzeln und Furchen durchzogenen Gesicht ein ungemein markantes Aussehen (Abb. 21). In 53 von Ignaz Schmitt im Bildband (Franke und Schmitt, Echter Verlag Würzburg) gezeichneten „letzten Gesichtern" spiegelt sich neben dem bürdevollen Lebensschicksal dieser Hochbetagten deren Individualität wider.

Wie ist diese erstaunliche Vielfalt allgemein wissenschaftlich erklärbar oder zumindest einstufbar? Manche von ihnen sehen überraschend jung aus, andere wiederum sind deutlich von den Bürden ihres Erdendaseins gezeichnet.

b) Unterschiedliche Vitalitätsstufen

Die gesamte äußere Erscheinung des einzelnen Hundertjährigen wird im wesentlichen von dem Ausmaß der Rüstigkeit bzw.

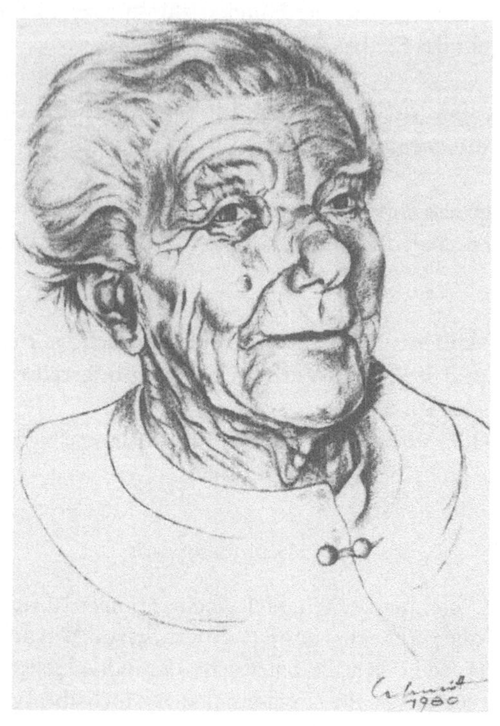

Abb. 21. Das markante „letzte Gesicht" einer 110jährigen Sizilianerin, Mutter von 8 Kindern, gezeichnet vom Architekten Ignaz Schmitt, Würzburg (Franke und Schmitt, 1971)

Tabelle 2. Verteilung der 575 untersuchten über Hundertjährigen auf die Vitalitätsgruppen

Vitalitäts-gruppen	I Rüstige	II Kränkelnde	III Sieche	I+II+III
♂	65 (39,4%)	80 (48,5%)	20 (12,1%)	165 28,7% aller ♂
♀	104 (25,4%)	195 (47,6%)	111 (27,0%)	410 71,3% aller ♀
♂+♀	169 29,4% aller	275 47,8% aller	131 22,8% aller	gesamt 575

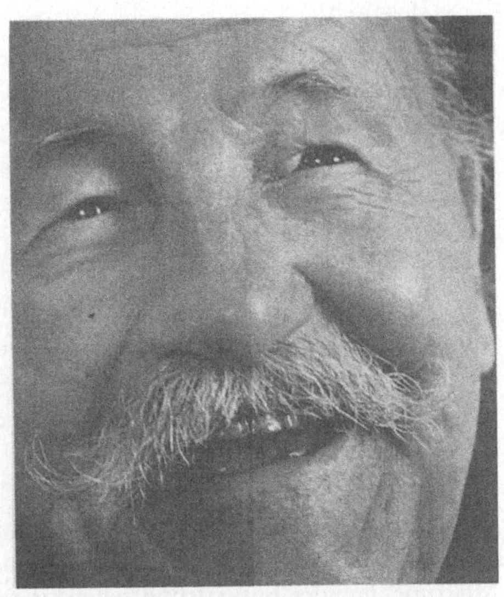

Abb. 22. Bild eines 103jährigen rüstigen ehemaligen Gewerkschaftssekretars (M D), Vitalitatsstufe I (Franke und Hippius, 1979)

der Vitalität geprägt; anstandslos können wir mittels geschulten Blickes in einem großen Kollektiv drei Abstufungen im Gesundheitsgrad erkennen (Tabelle 2). An oberster Stelle rangieren die rüstigen Uralten (Gruppe I). Diese vitalen Höchstbetagten zeigen in ihrem äußeren Bild und ihrer Physiognomie ein biologisch viel jüngeres Aussehen als es ihrem kalendarischen Alter entspricht. Sie stehen wegen ihrer erstaunlichen Lebensfrische im Mittelpunkt der Familie oder eines Heimes; sie werden ob ihrer Vitalität von der Lokalpresse, gelegentlich auch bei sehr hohem Alter von Rundfunk und Fernsehen gebührend gefeiert (Abb. 22). Sie sind mit Recht auf das erreichte Alter stolz. Sie sind nicht pflege- und kaum hilfsbedürftig. Diese Leistungsfähigen unternehmen täglich kleine Spaziergänge. Sie sind kaum hör- noch sehbehindert und voll im Besitz ihrer geistigen Fähigkeiten. Rund 30% der 575 von uns geprüften Uralten, 65 Männer und 104 Frauen gehören zu dieser Klasse.

Die zweite Kategorie (Gruppe II) ist in ihrer Lebensfähigkeit bereits eingeengt. Ihr funktionelles Alter entspricht etwa ihrer chronologischen Stufe. Diese Bejahrten sind aber durchaus noch in der Lage, ihre täglichen Verrichtungen wie Aufstehen, Ankleiden, Verköstigung, Stuhlgang selbst zu erledigen. Ihr Lebensraum ist zum Teil wegen zunehmender Schwerhörigkeit, eines Starleidens oder der beginnenden Auswirkungen der Alterspolypathie auf das Zimmer beschränkt. In geistiger Hinsicht ist ein Kontakt mit der gewohnten Umgebung vorhanden. Größere Belastungen führen jedoch zu körperlichen und psychischen Ausfallserscheinungen. Bereits latent vorhandene Altersgebrechen wie eine Zerebralsklerose werden danach offenkundig. Geringfügige Unfälle führen infolge Altersosteoporose häufig zu Schenkelhalsbrüchen. Die meisten der von uns untersuchten 575 über Hundertjährigen gehören mit fast 50%, davon 80 Männer und 195 Frauen, zu dieser Gruppe (Abb. 23).

Die dritte Kategorie (Gruppe III) betrifft die Siechen, die ständiger Pflege bedürfen. Im Vergleich zu ihrem chronologischen Alter sind sie funktionell-biologisch geschwächt. Sie sind fast immer bettlägerig. Mit zunehmender Entkräftung sehen sie später in einer Art „Vita minima" ihrem erlösenden Ableben entgegen. Zu dieser Gruppe zählen ca. 20% aller untersuchten Hundertjährigen und zwar 20 Männer und 111 Frauen.

Im weiteren Lebensablauf der leidlich gesunden Hochbetagten mindert sich erfahrungsgemäß deren Rüstigkeitsgrad. Der Grund hierfür ist die zunehmende Alterspolypathie, d. h. die fortschreitende Summation von Altersleiden und -gebrechen. So vermag z. B. eine akut hinzugekommene Grippe einen rüstigen Hundertjährigen verhältnismäßig rasch vorübergehend oder dauernd in einen Siechenden zu verwandeln. Die fernere Lebenserwartung der Hundertjährigen beträgt in Abhängigkeit von ihrem anfänglichen Vitalitätsgrad 30 ± 1 Monate.

c) Somatische Befunde

Allgemeines. Alle Geriater, die sich mit dem höchsten Alter beschäftigen, vertreten die Meinung: Das 100. Lebensjahr wird in der Regel nur von solchen Personen erreicht, deren Organismus nicht wesentlich durch lebensbedrohliche Krankheiten beschädigt wurde. Unsere Analyse der fast 80 hausärztlichen Berichte über Hundertjährige und Ältere ergibt neben lehrreichen Einzelheiten Hinweise

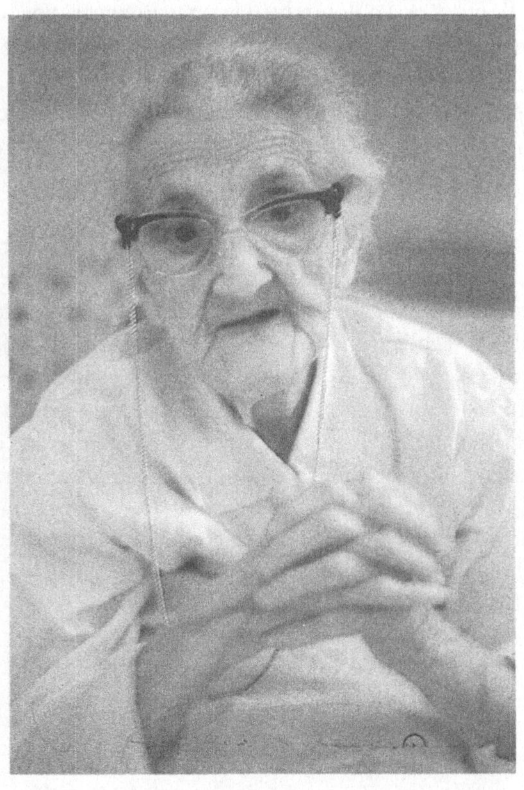

Abb. 23. Krankelnde, Seh- und Hörbehinderte 102jährige Frau (M. St), Vitalitäts-
gruppe II

auf eine verhältnismäßig geringe Bereitschaft dieser Hochbetagten,
sich als krank zu empfinden. Die Selbsteinschätzung der Hochbetagten hinsichtlich ihres subjektiven Gesundheitszustandes war
nicht selten höher als es den objektiven ärztlichen, eben geschilderten Befunden entsprach.

So bezeichneten sich von den 575 Uralten über 60% als gesund.
Und dieser hohe Grad der Zufriedenheit mit ihrer augenblicklichen
Lebenslage drückt sich auch in zwei weiteren Antworten aus: Ein
Drittel gab überhaupt keine Klagen an und ⅔ der Probanden waren
mit ihrem Lebensabend durchaus zufrieden.

Die Bonner psychologische Untersuchungsgruppe unter Leitung von Frau Prof. Lehr hat bei ihren vergleichenden Studien an Personen mit überdurchschnittlicher Lebenserwartung an relativ Langlebigen, also an 65- bis 80jährigen, Ähnliches festgestellt. Sie vertritt die Meinung, daß Langlebigkeit eher mit subjektiv empfundener als mit objektiv gegebener Gesundheit zusammenhängt.

Krankheitsbereitschaft. Seit Dezennien beschäftigt sich die Geriatrie mit der Krankheitsbereitschaft, d.h. mit der Empfänglichkeit von Krankheiten, bei Hochbetagten. Die Langlebigen werden relativ spät in ihrem Leben von den sog. Alterskrankheiten oder Gebrechen betroffen. Die Uralten haben zwar die vielfältigsten chronischen Gebrechen im Sinne der Polypathie; sie sind jedoch nach Ansicht ihrer sie über Jahrzehnte betreuenden Hausärzte und auch nach unseren Untersuchungen von unheilbringenden Erkrankungen wie z.B. fortschreitenden Krebsen, malignen Reizbildungs- und Reizleitungsstörungen wie Vorhof-Kammer-Blockformen dritten Grades mit Adams-Stokesschen Anfällen und schwerem Diabetes mellitus bis zum 100. Lebensjahr verschont worden. Die Langlebigen werden relativ spät in ihrem Leben, etwa ab dem 80. Jahr von den sog. Alterskrankheiten und -gebrechen betroffen.

Anbei einige wissenswerte Einzelheiten: 40% der über Hundertjährigen haben sich im Laufe ihres Lebens notwendigen Operationen wie Tonsillektomie, Herniotomie oder Blinddarmentfernung bei Appendizitis unterziehen müssen und diese Eingriffe komplikationslos überstanden. Einige dieser Mängel wie Beeinträchtigung der Hör- und Sehfähigkeit, der Motorik sowie der Gedächtnisleistung verringern die Lebenserwartung nicht, können jedoch die Lebensqualität der Höchstbetagten mehr oder minder beeinträchtigen; so sind fast ⅔ aller Uralten schwerhörig und die Hälfte von ihnen ist trotz Brille stark sehbehindert; 8% der Höchstbetagten sind staroperiert. Im Rahmen der Alterspolypathie der Uralten stehen einige chronische Affektionen im Vordergrund; so leidet jeder vierte der über Hundertjährigen, speziell jedoch die Männer, an einem Altersemphysem mit Bronchitis und chronischem Husten. Jeder sechste bis siebte Höchstbetagte klagt über urologische Beschwerden infolge einer Zystitis mit Harninkontinenz bei beiden Geschlechtern oder einer Prostatahypertrophie mit Balkenblase bei uralten Männern. Jeder fünfte Langlebige erkrankt in der letzten Lebensphase an einem Malignom und zwar 3,4% der Frauen an einem Brustdrüsenkrebs und 16,7% der Männer an einem Prostatakarzinom. Die meisten der von uns bei Hundertjährigen beobachteten Tumoren, auch vereinzelt registrierte Magen-Darm- bzw. Mastdarmkrebse, zeigen eine auffallend geringere Wachstumsneigung. Von den vier uralten Greisen, an denen eine Obduktion vorgenommen wurde, wiesen alle ein Prostatakarzinom geringen Malignitätsgrads auf. Bei keinem waren diese Tumoren die Todesursache. Die Disposition zur allgemeinen Arteriosklerose ist im Vergleich mit 70- bis 80jährigen nicht vermehrt. Nur 7,8% der Hundertjährigen hatten einen Schlaganfall. Auch die Manifestation des sog. „Altersherzens" mit Neigung zu klinisch erfaßbarem Herzinfarkt (2,37% = 10 von 422 Uralten) – in vielen Fällen ohne eigentliche Angina pectoris –, tritt später als bei der Durchschnittsbevölkerung auf. Das gleiche trifft für Stoffwechselleiden zu. An leichter Gicht leiden 3,21% (= 7) von 218 Probanden, und eine geringfügige, nicht insulinbedürftige Alterszuckerkrankheit (Typ II) ist bei 3,23% der Uralten nachweisbar. Einen besonderen Stellenwert nimmt bei den Höchstbetagten die Osteoporose, ein Schwund des Knochengewebes, ein. Sie führt, wie erwähnt, bei 5% (21) von 418 der Uralten zu einem Schenkelhalsbruch.

Die Bewertung der skizzierten Krankheitsbereitschaft und der festgestellten Leiden bei Höchstbetagten läßt folgende Schlußfolgerung zu: Im allgemeinen sind *schwerwiegende Risikofaktoren* wie ausgeprägter Hochdruck, erhöhte Blutfettwerte, Fettsucht, lebensbedrohliche Stoffwechselleiden oder ausgesprochene koronare Herzerkrankungen bis zum Erreichen der Hundertjahresgrenze in dem von uns beobachteten Personenkreis nicht zu erkennen. Auf diese Weise haben die über Hundertjährigen die nur um einige Jahre geschmälerte, ideale, vorwiegend genetisch gesteuerte Lebenserwartung eines Menschen erreicht (Abb. 24). Ohne Einwirkung von Krankheiten und äußeren Einflüssen (z. B. Unfällen) könnte bei den Betreffenden theoretisch der Tod aus rein biologischer Ursache durch Altersschwäche mit etwa 120 Jahren eintreten. Das zeigt in Abb. 24 die Linie I a. Jedoch ist bis heute ein derartiges hohes Alter dokumentarisch noch nicht erreicht worden. Immer sind es zusätzliche Krankheiten wie Arteriosklerose und eine Vielzahl von Alters-

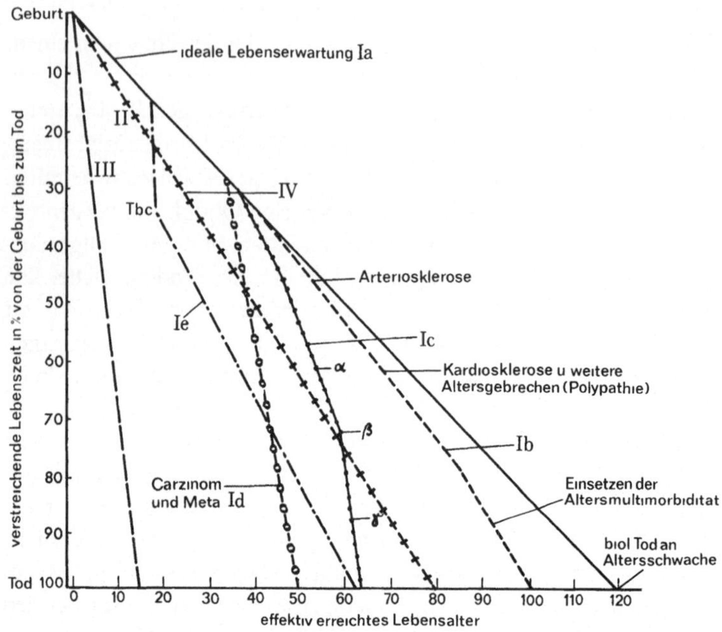

Abb. 24. Theoretisch denkbare Lebensabläufe einiger Menschengruppen mit unterschiedlicher genetischer Lebenserwartung. **Ia** Ideale Lebensbahn eines Menschen mit höchster Lebenserwartung. **Ib** durch Arteriosklerose, Alterspolypathie und spätere Altersmultimorbidität verkürzter Lebenslauf eines Hundertjährigen **Ic** verkürzte Lebensdauer eines Menschen mit genetisch hoher Lebenserwartung, der durch früh auftretende Leiden und Krankheiten, z. B. Emphysembronchitis, Gallensteine, und schließlich Herzinfarkt bei Kardiosklerose frühzeitig mit 60 Jahren stirbt. **Id** Lebensbahn eines Menschen mit hoher Lebenserwartung, der z. B an einem Carcinom mit Metastasen frühzeitig stirbt. **Ie** Beeinflussung der Lebensbahn eines Probanden mit theoretisch hoher Lebenserwartung durch eine Infektionskrankheit **II** verkürzter Lebensweg eines Menschen mit genetisch reduzierter Lebenserwartung ohne exogene Störfaktoren. **III** erheblich verkürzte Lebenskurve bei einem Probanden mit genetisch maximal reduzierter Lebenserwartung, z B. bei einem Progerie-Syndrom (Franke, 1974)

gebrechen (Polypathie), die die theoretisch optimale Lebensmöglichkeit dieser Hochbetagten einschränken (Schaulinie **Ib** der Abb. 24). Die anderen Strichlinien II bis VI demonstrieren die anderweitigen, durch genetische und exogene Faktoren beeinflußten Lebenserwartungen des Menschen.

Alterspolypathie in pathologisch-anatomischer und klinischer Sicht. Wie beurteilt der Geropathologe den Stellenwert der Altersveränderungen bei obduzierten Höchstbetagten? Die bisherigen Leichenöffnungen an Höchstbetagten (etwa 50 nach Linzbach) und unsere eigenen Sektionsergebnisse an sechs über Hundertjährigen ergeben bei jeder Einzelbeobachtung interessanterweise stets eine Fülle von mehr oder minder deutlichen krankhaften Befunden an vielen Organen. Dabei handelt es sich im Gesamten gesehen um eine Ansammlung von Einzelleiden und passiven Gebrechen im Sinne einer Polypathie (= Mehrfachleiden) und/oder einer Ansammlung von aktiven Vielfachkrankheiten (= Multimorbidität).

Wie ist bei der Vielzahl dieser autoptisch festgestellten Leiden von etwa 9–10 pro Uraltem ein Leben überhaupt möglich? (Abb. 25).

Wie bereits in Teil I ausgeführt, findet sich unter den Rüstigen der Hochbetagten eine Vielzahl mit Mehrfachgebrechen; dabei

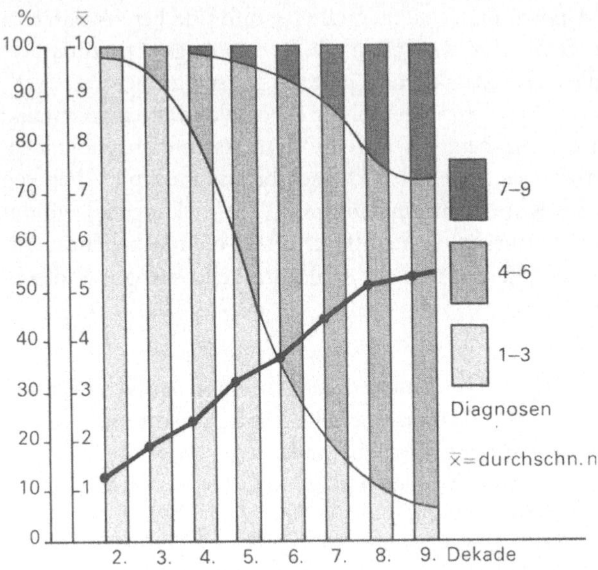

Abb. 25. Altersabhängigkeit der Diagnosezahl pro Proband ausgesprochene Polypathie im höheren Alter (n=800) (n=Zahl der untersuchten Patienten). (Franke et al, 1981)

schlummern diese Begleitleiden im Körper des Uralten, ohne sich gegenseitig zu beeinflussen. Die Summation dieser Altersgebrechen beeinflußt höchstens die Belastungsfähigkeit der Hundertjährigen, nicht aber ihre Lebensfähigkeit. Bei wirklich kranken und in ihrer Vitalität eingeschränkten Hochbetagten beherrschen hingegen häufig ursächlich abhängige Kombinationserkrankungen das Gesamtkrankheitsgeschehen. Dabei kann die geschilderte Polypathie von ruhenden Altersgebrechen durch hinzukommende aktive Krankheitsprozesse zu einer lebensgefährlichen Gesamtsituation im Sinne einer fortschreitenden Multimorbidität führen.

Die erwähnten pathologisch-anatomischen Befunde erlauben es uns, je nach vorliegender Vitalitätsstufe die klinische Wertigkeit der einzelnen Alterspolypathien bei Hundertjährigen im großen und ganzen wie folgt zu beurteilen (Tabelle 3):

1. Bei den rüstigen Hochbetagten schlummern vielfache *ruhende Altersgebrechen,* z.B. eine nicht verengende Koronarsklerose, die den Rüstigkeitsgrad klinisch wenig beeinflussen,
2. die Uralten der zweiten Vitalitätsstufe sind bereits durch mehrfache *aktive Alterskrankheiten,* z.B. eine Angina pectoris bei verengender Koronarsklerose, eine Emphysembronchitis, Cystitis bei Prostatahypertrophie, in ihrer Lebensaktivität eingeschränkt.
3. Bei den Siechen, der dritten Vitalitätsstufe angehörenden Hundertjährigen finden sich klinisch bereits multiple Alterskrankheiten im Komplikationsstadium, z.B. eine Lungenentzündung bei Altersemphysem und ein Herzinfarkt bei blockierender Koronarsklerose. Sie erklären die schlechte Lebensprognose dieser Uralten.

Spezielle Befunde. Im Rahmen der Alterspolypathie stehen beim Erreichen des Höchstalters spezielle klinisch-funktionelle und pathologisch-anatomische Organbefunde, z.B. an Herz und Kreislauf, Zentralnervensystem, der Lunge, der Leber sowie des Endokriniums, im Vordergrund.

Kardiovaskuläre Untersuchungen an über Hundertjährigen. Auch heute huldigt jeder Geriater dem schon zitierten Ausspruch des südfranzösischen Marinearztes A. Cazalis: „Der Mensch ist so alt wie seine

Tabelle 3. Entwicklungsphasen von geriatrischen Krankheitsbildern (Franke et al, 1981)

I Altersveranderung - - →	II Alterskrankheit - - →	III Komplikationen oder Sekundarkrankheiten
symptomfrei	chron. Stadium mit zunehmender Symptomatik	
latente Koronarsklerose	Angina pectoris	Koronarthrombose Herzinfarkt
Zerebralsklerose	vaskulare Insuffizienz psychoorganisches Syndrom	zerebraler Insult
Altersosteoporose	Schmerzen bei Fischwirbelbildung	Wirbelinfraktion Schenkelhalsfraktur

Tabelle 4. Blutdruckverhalten von 118 über hundertjährigen Personen in der Bundesrepublik Deutschland (Franke, 1985 b)

Probanden-Anzahl	syst RR (Torr)	diast RR (Torr)	Amplitude Δp (Torr)	mittlerer RR $p_m = p_{di} + 0{,}43 \cdot \Delta p$ (Torr)
118	$145{,}4 \pm 3{,}7$	$78{,}5 \pm 1{,}9$	$66{,}8 \pm 3{,}0$	$107{,}0 \pm 2{,}3$
davon				
35 ♂	$137{,}9 \pm 4{,}4$	$75{,}7 \pm 2{,}5$	$62{,}1 \pm 3{,}6$	$102{,}5 \pm 2{,}9$
83 ♀	$152{,}8 \pm 3{,}0$	$81{,}3 \pm 1{,}3$	$71{,}6 \pm 2{,}4$	$112{,}0 \pm 1{,}8$

Gefäße"; derzeit werden die Herzkranzgefäße, aber auch das gesamte Herz in diese Betrachtung eingeschlossen. Nach unseren Prüfungen an 575 Uralten ist deren Herz- und Kreislaufzustand für das Erlangen der Höchststufe zumindest mitverantwortlich.

Allgemeine Befunde. Die vor Jahrzehnten geäußerte Faustregel, daß der systolische Blutdruck bei Betagten im höchsten Normalfall 100 plus Anzahl der Lebensjahre betragen dürfte, trifft für die Hundertjährigen nicht zu. Bei 118 von uns längere Zeit beobachteten Höchstbetagten liegen im Durchschnitt normale systolische, diastolische und mittlere arterielle Blutdruckwerte vor (Tab. 4). Die Zahl der an Hypertonie leidenden Hundertjährigen ist mit 9% sehr niedrig. Langlebigkeit ist nach unseren kardiologischen Studien durchaus vereinbar mit vielfältigen Reizbildungsabnormitäten wie

Extrasystolen und Vorhofflimmern sowie mannigfachen Reizleitungsstörungen wie Schenkelblock oder Blockierungen im Vorhof-Kammer-Knoten I. bis II. Grades (Typ I und II). Im einzelnen ließ die 24-Stunden Langzeit-Aufzeichnung eine auffallend hohe Neigung zur Vorhof- und Kammerextrasystolie, ja zu vorübergehenden Tachykardien, erkennen (Abb. 26). Abgesehen von der Sterbephase sahen wir bei keinem der rüstigen Hundertjährigen eine ausgeprägte Blockierung III. Grades mit zu Ohnmacht führenden Anfällen. Offenbar verhindern derartig ausgeprägte Reizleitungsstörungen das Erreichen des Höchstalters. Wir haben aus dieser Beobachtung den therapeutischen Schluß gezogen, selbst bei Hundertjährigen mit stärkeren Vorhofkammer-Blockierungsformen und Neigung zur Adams-Stokeschen Synkope, d.h. herzbedingter Bewußtlosigkeit, die ausgeprägte langsame Schlagfolge bis zum Herzstillstand mit einem sog. Demand-Schrittmacher zu beseitigen.

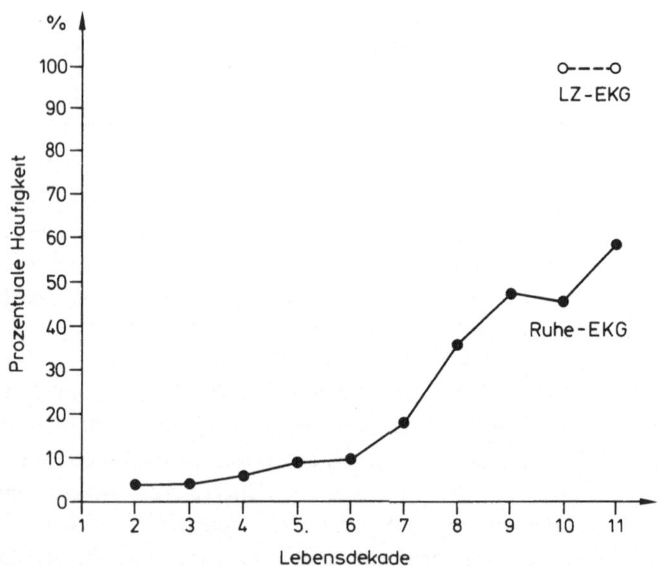

Abb. 26. Prozentuale Haufigkeit verschiedener Herzrhythmusstörungen in den einzelnen Altersstufen im Beobachtungsgut der Medizinischen Poliklinik Würzburg (Ruhe-EKG) Fast 100% Vorkommen von Herzrhythmusstörungen im Langzeit-EKG bei Hundertjährigen. (Franke, 1985 b)

Die *röntgenologisch dokumentierte Herzgröße* schwankt von völlig normalem Befund, speziell bei Rüstigen, bis zur ausgesprochenen Erweiterung der linken und rechten Herzkammer bei vital reduzierten Höchstbetagten. Diese Herzvergrößerung ist zumeist auf eine ausgesprochen kardiale Alterspolypathie im Sinne Linzbachs zu beziehen. So liegen häufig gleichzeitig eine koronare Herzerkrankung, ein Cor hypertonicum (Herz bei Erhöhung des arteriellen Blutdruckes), ein Cor pulmonale (Herz bei Erhöhung des Lungenarterienwiderstandes), eine Aortenklappensklerose und ein Altersamyloid (Einlagerung eines krankhaften Eiweißkörpers im Herzen) vor. Trotz nachweisbarer koronarsklerotisch bedingter Myokardnarben ist die Neigung zu typischen Angina pectoris-Beschwerden im Vergleich mit jüngeren Altersgruppen gering.

Bei der Entstehung der *Arteriosklerose* im höheren Alter sind bekanntlich längerfristig bestehende Risikofaktoren wie Hochdruck, Rauchen, Übergewicht, Zuckerkrankheit und Neigung zur Erhöhung des Blutfettes maßgebend. Nach unseren klinischen Untersuchungen spielen die ersten vier genannten Risikofaktoren bei Höchstbetagten keine Rolle. Im Vergleich mit 75jährigen wiesen die 20 von uns geprüften über Hundertjährigen eine günstige Fett-Eiweiß-Serum-Konstellation auf, die wahrscheinlich das Auftreten einer Arteriosklerose eindämmt (Abb. 27). Diese Befunde deuten auf eine biologische Ausnahmesituation der Höchstbetagten hin. Eine ähnliche biologische Sonderstellung ergab die sonographische Bestimmung der Breite der Bauchschlagader bei Hundertjährigen: Der Innendurchmesser ist deutlich enger als bei 75jährigen und entspricht etwa dem Stand der 50–60jährigen (Abb. 28), während er im allgemeinen bekanntlich mit dem Alter zunimmt. Das gesamte kardiovaskuläre Verhalten bei Hundertjährigen ist naturgemäß auch von dem Funktionszustand der Gefäße im generellen Körpergebiet abhängig, zumal mit dem Alter der periphere arterielle Gefäßwiderstand zunimmt. Die Funktion der peripheren Schlagadern ist bei rüstigen Hundertjährigen einwandfrei.

Die speziellen kardiovaskulären Befunde bei über Hundertjährigen hängen eindeutig von ihrem Vitalitätsgrad ab. Die Kategorie der rüstigen bewegungstüchtigen über Hundertjährigen ist trotz nachweisbarer kardialer Polypathie kardiovaskulär völlig kompensiert. Als Beispiel

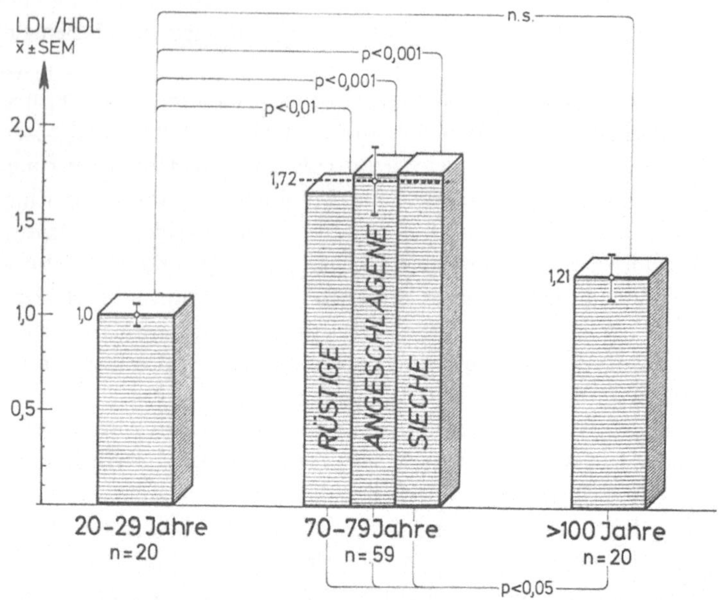

Abb. 27. Verhältnis von LDL- zu HDL-Lipoprotein im Serum von Probanden verschiedener Altersgruppen Günstiger „Atheromatose-Index" (Verhältnis der LDL zum HDL) bei über Hundertjährigen (n=Angabe der untersuchten Patienten) (Franke, 1985 b)

seien die Belastungsfähigkeit eines 100jährigen Rüstigen beim Walzertanz, sein regelgerechtes EKG und Thoraxbild erwähnt (Abb. 29). Autoptisch fand sich bei dem nach einer notwendigen Blasenoperation Verstorbenen eine mäßige Erweiterung und Hypertrophie der linken Herzkammer bei mäßiger teils verengender, teils deutlich erweiternder Koronarsklerose (Abb. 30).

Die Hälfte unserer vitalitätseingeschränkten Uralten, deren Lebensraum auf ihr Zimmer beschränkt ist (Gruppe II unserer Vitalitätseinteilung) und ein großer Teil der siechen Hochbetagten zeigen eine latente bis deutliche kardiovaskuläre Funktionsstörung. Die Behandlung dieser herzinsuffizienten über Hundertjährigen unterscheidet sich kaum von der jüngerer Gruppen. Eine Besonderheit ist erwähnenswert: Nach der Ödemausschwemmung sieht man noch wochen- bis monatelang ausgeprägte Hautrunzeln an dem Ort der früheren Bein- bzw. Fußschwellungen.

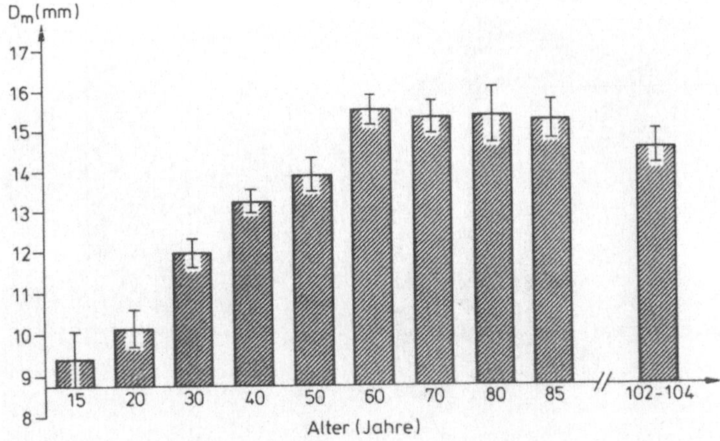

Abb. 28. Mittelwert des mittleren Aortendurchmessers (Dm) von 208 Probanden (120 weibliche, 88 männliche) in Abhängigkeit vom Lebensalter. Deutlich geringere Weite der Aorta abdominalis bei über Hundertjährigen (Franke, 1985 b)

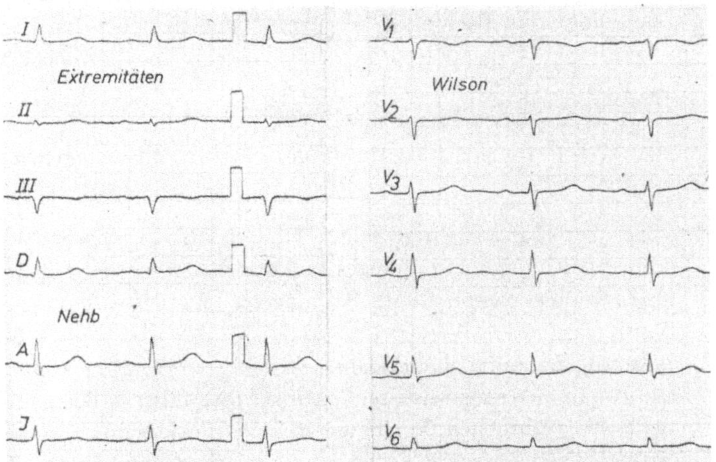

Abb. 29. Regelgerechtes EKG eines 101jährigen Mannes (Franke, 1985 b)

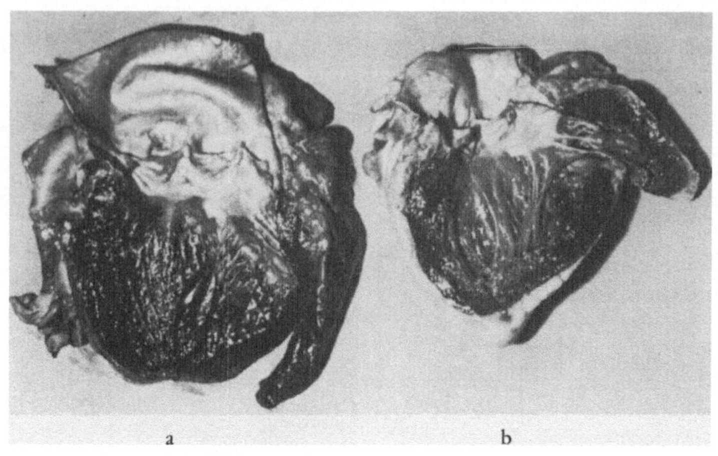
a b

Abb. 30. Makroskopisches Herzpräparat eines zu Lebzeiten rüstigen 103jährigen Mannes (a) im Vergleich mit dem Autopsie-Herzen eines tödlich verunglückten 50jährigen (b) (Franke, 1985b)

Die zum Teil erheblichen kardiovaskulären Veränderungen der Höchstbetagten haben amerikanische Geriater vor einem Jahrzehnt als kardiologisches Paradoxon bezeichnet, weil trotz der kardialen und sonstigen Organpolypathie die Existenz an der obersten menschlichen Lebensschwelle möglich ist.

Das Rätsel dieses Paradoxons können wir heute aufgrund der modernen Forschungen über die Biologie der Höchstbetagten etwas lüften:

1. Viele über Hundertjährige zeigen klinisch und in manchen Laboruntersuchungen ein jüngeres funktionelles Alter als es ihrem Kalenderalter entspricht (z.B. jüngeres Aussehen, normaler Blutdruck, bessere Fettverhältnisse des Serums und geringe Erweiterung der Aorta abdominalis).

2. Die fast immer nachweisbare Arteriosklerose führt in der Regel nicht zu gefährlichen Verengungen und Blockierungen an lebenswichtigen Organen; so ist eine klinisch relevante arterielle Verschlußkrankheit bei den Uralten nicht zu finden. Das Ausmaß der Koronarsklerose ist mit dem Leben vereinbar und mit-

unter besteht sogar eine ausgeweitete Koronararteriosklerose
(Abb. 31).
3. Abgesehen von einer lebensbedrohlichen Vorhofkammerblockierung III. Grades ist Höchstalter durchaus mit den vielfältigsten
Reizbildungs- und Reizleitungsstörungen vereinbar.

In vieler, aber auch in kardiovaskulärer Hinsicht, stellen die
über Hundertjährigen eine biologische, zum Teil genetisch gesteuerte Sondergruppe dar, die durch Selektion das übrige Gros der
Mitmenschen überlebt hat.

Leberverhältnisse. Auch die funktionellen und strukturellen Befunde
an anderen lebenswichtigen Organen wie Gehirn, Niere und Leber

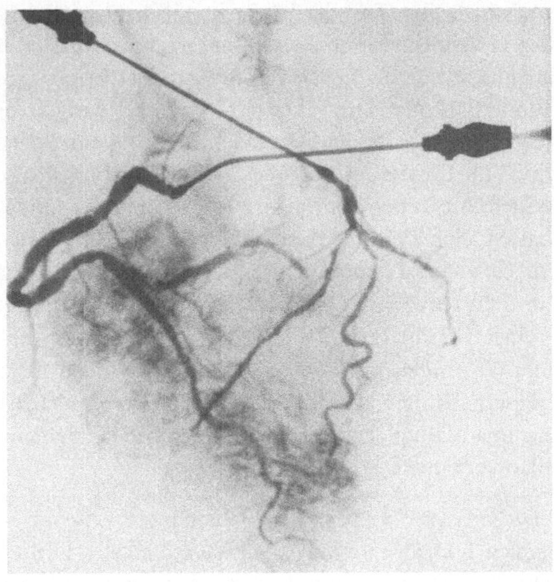

Abb 31 Postmortales Koronarogramm einer 104jährigen Frau (C H) Rechtsversorgungstyp, diffuse koronare Dreigefäßerkrankung mit maximal 50% Stenose-Grad.
Zum Teil erweiterte Lichtung der rechten Kranzarterie. (Franke, 1985 b)

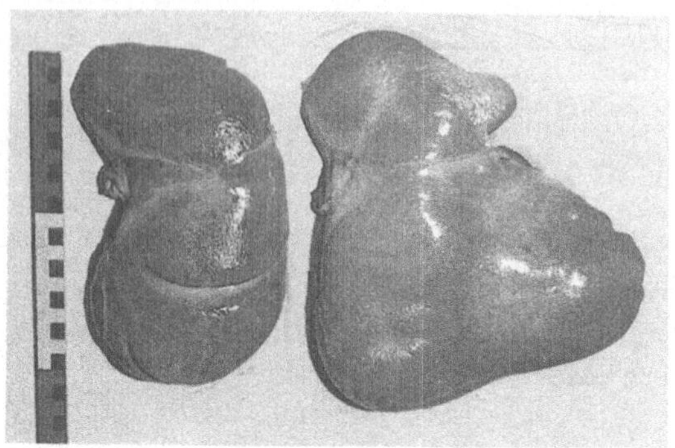

Abb. 32. Makroskopisches Leberpräparat eines 102jährigen (W. L.), 700 g, (*links*), im Vergleich mit einer normalen Leber eines 67jährigen (M N.), 1500 g, (*rechts*)

bei den rüstigen über Hundertjährigen sprechen im gleichen Sinne. Unter den erwähnenswerten Forschungsergebnissen seien in diesem Zusammenhang nur die Leberverhältnisse bei rüstigen „gesunden" über Hundertjährigen kurz skizziert. Bei 90 Rüstigen haben wir fast regelgerechte Werte der Serumelektrophorese und der sog. „Leberenzyme" im Blutserum gefunden. Diese Ergebnisse sprechen für eine regelgerechte Leberfunktion. Jedoch war bei der Obduktion bei fünf Uralten eine deutliche Altersinvolution, d. h. Altersrückbildung mit Gewichtsabnahme erkennbar. Abbildung 32 zeigt die auf 700 g Gewicht reduzierte Leber (mit normalen Funktionswerten im Leben!) eines 102jährigen im Vergleich mit dem normalen Leberbefund eines 60jährigen mit 1500 g. Im histologischen Organschnitt ist bei diesem Uralten bis auf eine geringfügige Gefäßarteriosklerose eine unauffällige Leberstruktur mit zum Teil mehrkernigen Leberzellen vorhanden.

Drüsen mit innerer Sekretion. Seit Jahrzehnten schenkt man dem funktionellen und morphologischen Verhalten der Drüsen mit innerer Sekretion als wichtigem Faktor im Altersvorgang vermehrte Aufmerksamkeit. Die jüngsten gero-endokrinologischen Forschungen haben im wesentlichen die Anschauung Max Bürgers bestätigt: das Endokrinium, die Gesamtheit der Drüsen mit innerer Sekretion, ist nicht der primäre Ausgangspunkt des Alterns; es nimmt aber selbst an dem Alterungsprozeß des Gesamtorganismus teil.

Unseres Wissens liegen exakte Hormonuntersuchungen bei über Hundertjährigen bis dato nicht vor. Aus diesem Grunde bestimmte die Würzburger und Frankfurter gerontologische Untersuchungsgruppe mit modernen Methoden den Serumspiegel der wichtigsten Hormone bei 21 über Hundertjährigen und verglich diese Werte mit den bei 20 jungen Studenten bzw. Studentinnen und bei 64 70–75jährigen erhobenen Hormonparametern.

Das Ergebnis ist kurz gesagt folgendes: Mit Ausnahme der weiblichen Keimdrüsenfunktion kann von einem ins Gewicht fallenden endokrinen Defizit im Höchstalter nicht gesprochen werden. Auch bleibt die endokrine Anpassungsfähigkeit des alten Organismus, z. B. auf ACTH-Injektionen, völlig erhalten.

d) Psychologisches Verhalten

Das psychologische Verhalten der Hundertjährigen spiegelt sich nach unserer Erfahrung in allgemeinen und individuellen Charakterzügen wider.

Zum allgemeinen Denk- und Erkenntnisvermögen. Naturgemäß spielen die angeborenen und bisher erworbenen geistigen Fähigkeiten die größte Rolle. Nach allgemein gültiger Lehrmeinung wird das Erinnerungsvermögen des gesunden alten Menschen bis in das Höchstalter von zwei Faktoren beeinflußt:

1. Mit zunehmendem Alter nimmt die Gedächtnisleistung ab.
2. Das sogenannte Altgedächtnis leidet bei Betagten weniger als die Merkfähigkeit für die jüngste Vergangenheit.

So können sich die meisten rüstigen Hundertjährigen mit Genugtuung an ihre Schul-, Lehr- bzw. Militärzeit erinnern und setzen ihre Umgebung mit dem einwandfreien Aufsagen von Gedichten aus ihrer Jugendzeit in Erstaunen. Die Daten der jüngsten Vergangenheit z. B. auf politischem und kulturellem Gebiet haben jedoch oft wenig geistige Eindrücke bei den Uralten hinterlassen. Dieser Gedächtnisschwund wird von den Betroffenen als lästige Beigabe des Altwerdens empfunden. Auch andere das Hirn betreffende Leistungen wie die Lernfunktion, die Fähigkeit, neue Assoziationen zu

bilden und physiologische und psychologische Reaktionen, auch
auf äußere Reize, verlaufen im allgemeinen bei Bejahrten langsamer. Die Alten vermeiden meistens unüberlegte Reaktionen und
bewahren eine größere innere Ruhe. Der alte Mensch neigt zum
Konservatismus und bewegt sich gern auf altvertrauten Gedankengängen.

Die geschilderten psychologischen Veränderungen mögen für
den Durchschnitt der Höchstbetagten durchaus zutreffen. Ein allgemeiner altersbedingter Abfall der intellektuellen Fähigkeiten, wie
er dem sogenannten Defizitmodell der früheren Psychologen entspricht, scheint zumindest bei den rüstigen Uralten keineswegs gegeben zu sein. So zeigt Abb. 33 einen rüstigen 103jährigen Architekten (M. T.) beim einwandfreien Schachspiel mit seiner 75jährigen Partnerin.

Spezielle Geisteshaltung. Die spezielle Geisteshaltung der Höchstbetagten hängt nach unserer Erfahrung sehr von dem Grade ihrer Vitalität ab. Speziell die Rüstigen der Uralten zeichnen sich durch Lebensweisheiten aus, die uns Jüngere immer wieder in Erstaunen versetzen. Die rüstigen Langlebigen standen seit Jahrzehnten bis in ihr
hohes Alter als Groß- bzw. Urgroßeltern und Urahnen im Mittelpunkt ihrer Familie oder eines Heimes und werden ob ihrer Vitalität von der Lokalpresse ihres Landes gebührend gefeiert. Sie sind

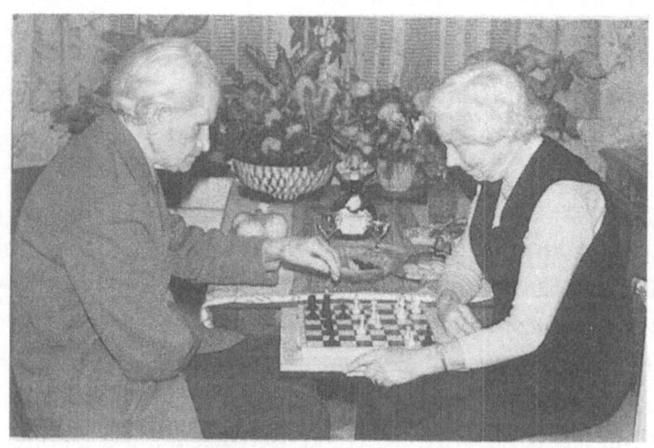

Abb. 33. Ein rüstiger 103jähriger früherer Architekt (M T) mit seiner 75jährigen
Partnerin beim Schachspiel

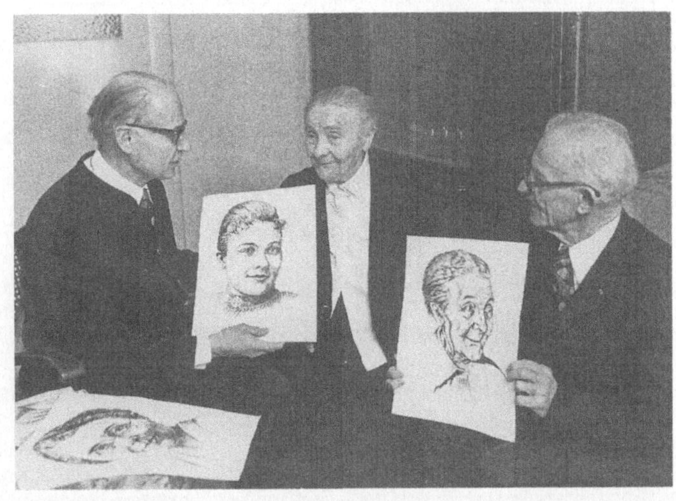

Abb. 34. Gratulationsbild bei der 100 Geburtstagsfeier einer rüstigen Frau (M W) Vergleich eines Jugendbildes von der Jubilarin mit 20 Jahren mit ihrem Altersbild mit 100 Jahren (Gezeichnet von S Schmitt, Würzburg)

geistig wie körperlich, soweit es ihrer Konstitution entspricht, aktiv (Abb. 34). Ihre Lebensklugheiten offenbaren sich uns besonders bei der Beantwortung der Frage, warum sie ein so hohes Alter erreicht hätten, und ferner, ob ihr Leben an der „Schwelle zur Ewigkeit" noch lebenswert sei. Die in Briefen niedergelegten Schriftzüge dieser rüstigen Hochbetagten sind mitunter in kalligraphischer Hinsicht bewundernswert (Abb. 35). Viele rüstige Uralte betonen den Wert eines geistigen Lebens und Strebens für das Erlangen der Langlebigkeit und vor allen Dingen eine optimistische Stimmungslage. Die Gemütsstruktur vieler rüstiger Menschen an der obersten Schwelle der Lebensmöglichkeit zeigt mitunter Züge einer Losgelöstheit von aller Erdenbürde. Der Schweizer Obrecht hat diese Geisteshaltung der Uralten folgendermaßen beschrieben: „Von Mal zu Mal stand ich im Banne dieser unbeirrbaren Frohmütigkeit und Abgeklärtheit, dieser für den Beschauer irgendwie beschämend wirkenden Bescheidenheit, Dankbarkeit, Demut und Ergebenheit in eine gütige Vorsehung".

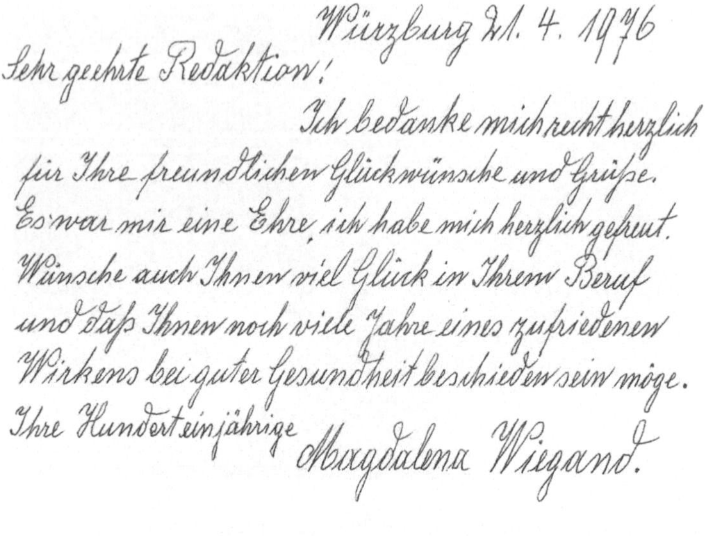

Würzburg 21. 4. 1976

Sehr geehrte Redaktion!

Ich bedanke mich recht herzlich für Ihre freundlichen Glückwünsche und Grüße. Es war mir eine Ehre, ich habe mich herzlich gefreut. Wünsche auch Ihnen viel Glück in Ihrem Beruf und daß Ihnen noch viele Jahre eines zufriedenen Wirkens bei guter Gesundheit beschieden sein möge.

Ihre Hunderteinjährige

Magdalena Wiegand.

Abb. 35. Brief einer 100jährigen rüstigen früheren Hausfrau (M. W) mit kalligraphisch gestochenen Schriftzügen. (Franke, 1985 a)

Die in ihrer Vitalität infolge zunehmender Alterspolypathie reduzierten über Hundertjährigen (Gruppe II und III unserer Einteilung) weisen einen mehr oder minder merklichen Verlust der Persönlichkeitsstruktur auf. Vielfach treten Erscheinungen einer Zerebralsklerose bzw. eines zerebralen Multiinfarktsyndroms, d. h. einer Hirnleistungsschwäche infolge mehrfacher Organschädigungen, auf. Ein Großteil der siechen, meist bettlägerigen Hochbetagten leidet unter einer allgemeinen körperlichen und seelischen Schwäche im Sinne einer „Vita minima". Vor dem Ableben dieser hinfälligen Betagten im höchsten Lebensalter bildet sich ein eigentümlicher allgemeiner Körperverfall mit Nichtansprechbarkeit aus. Für manche dieser gebrechlichen Hundertjährigen gelten die Worte des schlesischen Mystikers Jakob Böhme (1575–1624): „Wem Zeit wie Ewigkeit und Ewigkeit wie Zeit, der ist befreit von allem Leid."

7. Stellenwert der endogenen und exogenen Faktoren beim Erreichen des Höchstalters

a) Erbanlage (endogener Faktor)

In erster Linie interessierte uns die *Frage nach der Langlebigkeit in den Familien der Hochbetagten.* Deshalb verglichen wir das erreichte Lebensalter ihrer Vorfahren mit der durchschnittlichen Lebenserwartung der zeitgenössischen Generation. Das Durchschnittssterbealter der Väter von 504 auskunftgebenden Hundertjährigen betrug 70,25 Jahre und das der Mütter der Uralten 74,17 Jahre. Nach der amtlichen Sterbestatistik des Deutschen Reiches betrug im gleichen Zeitabschnitt, also vor 100 Jahren, vergleichsweise die damalige Durchschnittslebensdauer bei Männern 61,4 und bei Frauen 61,5 Jahre. Danach wurden die Väter der Hundertjährigen 9 Jahre und die Mütter der Uralten sogar fast 13 Jahre älter als es der jeweiligen Lebenserwartung der damaligen Durchschnittsbevölkerung entspricht. Außer diesen Daten weisen im einzelnen die Stammbaumtafeln von vielen der von uns untersuchten Hundertjährigen auf die familiäre Langlebigkeit hin. So liegt beispielsweise bei dem rüstigen 102jährigen Architekten M.T. eine ausgesprochene Langlebigkeit seiner väterlichen Vorfahren vor (Abb. 36): das Sterbealter seines Großvaters betrug 92 Jahre, das des Urgroßvaters 105 Jahre und das des Ururgroßvaters 115 Jahre (?) (Abb. 37).

Bell hat 1918 als erster auf der Grundlage der Ahnentafelforschung der sogenannten Hyde-Familie die Hypothese über die Vererbung der Langlebigkeit formuliert. Pearl sah 1931 das Ziel der „totalen erbbedingten Langlebigkeit" erfüllt, wenn ein Hundertjähriger sechs direkte Ahnen mit einem Höchstalter um 90 bis 100 Jahre aufzuweisen hat.

In unserem Forschen nach dem Ausmaß der genetischen Erbanlage haben wir das Durchschnittsalter der Eltern von je 148 Siebzig- bis Achtzigjährigen und von je 148 Hundertjährigen mit gleicher Geschlechtsverteilung verglichen; danach weisen die Vorfahren der Hundertjährigen in etwa 65% eine etwas höhere Lebenszeit auf als die der Siebzig- bis Achtzigjährigen.

Diese Daten bekräftigen die genetische Theorie der absoluten Langlebigkeit. Unsere Ergebnisse stehen in völliger Übereinstimmung mit den Familienforschungen früherer Autoren.

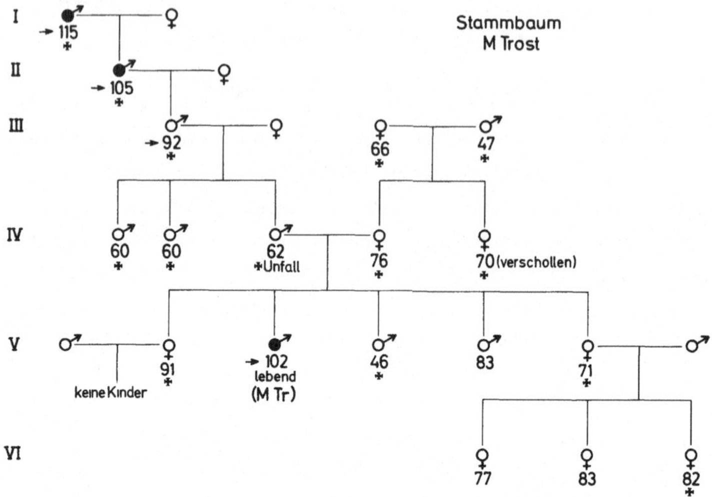

Abb. 36. Familienstammbaum eines 102jährigen Architekten (M. T), der eine ausgesprochene Langlebigkeit bei den väterlichen Vorfahren zeigt (Franke, 1979)

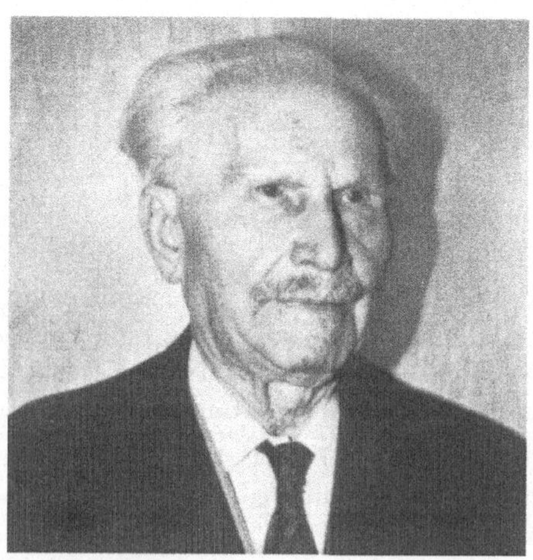

Abb. 37. Lichtbild des rüstigen ehemaligen Architekten (M. T.) an seinem 102 Geburtstag, Proband des Stammbaumes Abb. 36

b) Äußere Faktoren

Für das Erlangen des Höchstalters spielen neben der Erbanlage auch vielseitige *äußere Einflüsse* eine Rolle. In dieser Beziehung werden seit Hufeland, dem Leibarzt Goethes, bis zu den jüngsten Mitteilungen auf internationalen gerontologischen Kongressen die folgenden vielfältigen exogenen Faktoren der absoluten Langlebigkeit diskutiert: Lebensweise, Wohnort, Herkunft, Beruf, Ehestand, Ernährungsweise und Genußgifte, Sexualverhalten, Besonderheiten im körperlichen und seelischen Verhalten, Gesundheitszustand, früher durchgemachte Erkrankungen und schließlich, wie bereits erwähnt, spezielle somatische Befunde des Herzens und des Kreislaufes, des Zentralnervensystems und des Hormonhaushaltes.

Auf die Frage, welche äußeren Faktoren nach ihrer Meinung dazu beigetragen haben, ein derartig hohes Alter zu erreichen, haben wir von 270 über Hundertjährigen recht unterschiedliche Antworten erhalten. Ein Teil der Hochbetagten hält „Spezialrezepte", z. B. in Form einer individuellen Diät, und fernerhin die Vererbungskomponente für wesentlich. Die meisten jedoch betonen, daß sie zeit ihres Lebens in allen Dingen Maß gehalten hätten, sich einer bescheidenen und geregelten Lebensweise befleißigt und selbst anstrengende Arbeit nicht gescheut hätten und sich speziell im Essen und Trinken zurückgehalten hätten. Diese Angaben stehen im Einklang mit der Ansicht rumänischer und bulgarischer Geriater. Sie vertreten aufgrund ihrer Studien an Langlebigen die These, daß durch maßvolles Leben, durch sinnvolle Arbeitstätigkeit und vernünftige maßvolle Befriedigung der materiellen (speziell im Essen und Trinken) und geistigen Bedürfnisse das Leben verlängert werden könne. Die rüstigen hundertjährigen und angeblich älteren Personen in den drei „Weltbastionen" der Langlebigkeit (also Vilcabamba in Ecuador, Abkhazia im Südkaukasus und im Gebiet der Hunzas im Himalajagebiet) sind meistens bis in das höchste Alter körperlich aktiv gewesen.

Lebensweise und Beruf. Im Gegensatz zu der landläufigen Meinung, daß in der Landwirtschaft Tätige die höchste Lebensspanne aufweisen, gibt es nach unseren Untersuchungen anscheinend *keine speziellen Berufe,* die eine hohe Lebenserwartung, speziell die der 100 Jahre

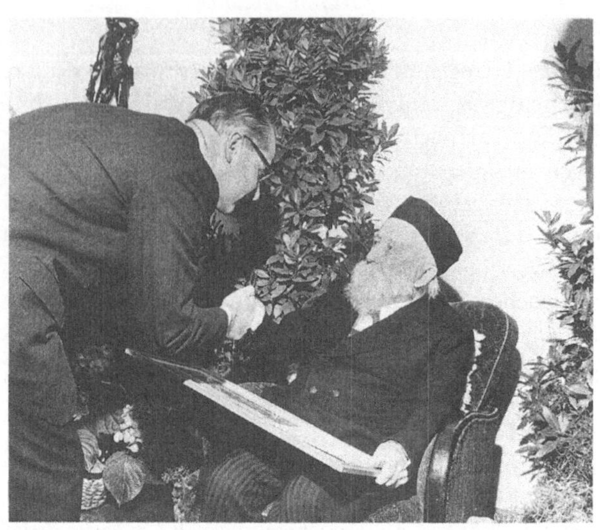

Abb 38. Prof. Dr. Georg Sticker (1860–1961), ehemaliger Ordinarius für Geschichte der Medizin an der Universität Würzburg, bei seiner Geburtstagsfeier 1960

begünstigen. Unter den von uns in dieser Hinsicht geprüften 130 über hundertjährigen Frauen in der Bundesrepublik waren entsprechend dem Bevölkerungsdurchschnitt 60% frühere Hausfrauen und 15% in der Landwirtschaft Tätige; der Rest waren Handwerkerinnen, Angestellte, Lehrerinnen und sonstige Bedienstete. Das Tätigkeitsgebiet der langlebigen Männer reicht vom Universitätsprofessor, Lehrer, Beamten, Angestellten bis zum Landarbeiter. Abbildung 38 zeigt den Senior der Medizinischen Fakultät der Würzburger Universität, den emeritierten ordentlichen Professor für Geschichte der Medizin, Dr. Georg Sticker, an seinem 100. Geburtstag. Der Betreffende hat mich selbst zum ersten Mal auf die speziellen seelischen und körperlichen Befunde bei Höchstbetagten aufmerksam gemacht.

Die ersten orientierenden Fragen unserer Studien galten dem derzeitigen Aufenthaltsort, dem Familienstand und der körperlichen und seelischen Leistungsfähigkeit der Hundertjährigen. Mehr als ein Drittel der Hochbetagten leben in ihrer eigenen Wohnung oder bei Verwandten, und nur ein Viertel in Alten- und Pflegeheimen.

Zu den äußeren Bedingungen, die das Erreichen des Höchstalters begünstigen, hat man vor Jahrzehnten noch ein geruhsames Leben ohne Streß gerechnet. Nach unseren Nachforschungen waren jedoch bundesdeutsche Uralte in ihrem Leben – ähnlich wie die Durchschnittsbevölkerung – körperlichen und seelischen Belastungen durchaus unterworfen. Die meisten unserer Probanden weisen darauf hin, daß sie ein arbeitsreiches und auch mühevolles Leben hinter sich gebracht hatten, jedoch ohne Überlastung und mit den notwendigen Ruhepausen, also in Form eines „Eustreses". Von 220 Hochbetagten leisteten etwa 20% während ihres Lebens leichte, 50% mäßig schwere und die restlichen 30% sogar harte körperliche Arbeit. Die seelische Belastung war für 10% als niedrig, für 70% als normal und für 20% als stark anzusehen. Diese Zahlen treffen für Männer und Frauen gleichermaßen zu.

Teilnahme am Tagesgeschehen. Höchstbetagte zeigen in Abhängigkeit von ihrem Vitalitätsgrad mehr oder minder großes Interesse an den Tagesereignissen. Hierbei sind gewisse körperliche und psychische Leistungen bei einzelnen der rüstigen Uralten bewunderswert (Abb. 39). 90% aller Uralten waren in ihrem Leben geistig rege. In ihrem Höchstalter nehmen noch drei Viertel aktiv am Leben teil und mit der Hälfte aller über Hundertjährigen sind erfahrungsgemäß anregende Gespräche möglich.

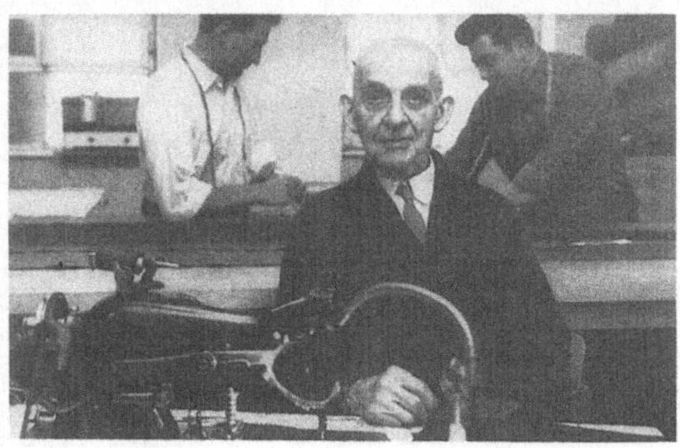

Abb. 39. Rüstiger und noch arbeitswilliger über Hundertjähriger an einer Arbeitsmaschine in der Schuhfabrik seines Schwiegersohnes (Franke, 1985 a)

Ehestand und Nachkommenschaft. Unsere Untersuchungen über den Familienstand von 185 Höchstbetagten bestätigen die Ansicht der Geropsychologen Rose, Bell und Lehr, daß ein langjähriger Ehestand die Lebenserwartung erhöht. 87% der hochbetagten Frauen und sogar 98% der uralten Männer waren 40 bis 50 Jahre ihres Lebens verheiratet. Es bleiben nur wenige Probanden übrig, die ihr Junggesellen-Dasein für ihre hohe Lebensspanne verantwortlich machen.

Nach Untersuchungen sowjetischer Gerontologen begünstigen die Fruchtbarkeit der Frauen und ihre Kinderzahl ihre Gesundheit und ihre Langlebigkeit. Bei den von uns beobachteten Personen betrug die durchschnittliche Kinderzahl bei 118 uralten Frauen drei. Bei über einem Drittel der über Hundertjährigen Frauen ist in Bestätigung der russischen Angaben eine hohe „Fruchtbarkeitsquote" nachweisbar; so hatten von 118 der von uns befragten hochbetagten Frauen immerhin 35% mehr als 5 und sogar 4% mehr als 10 Kinder. Eine 102jährige Greisin unserer Gruppe hält mit 17 eigenen Sprößlingen den deutschen Rekord. Die sexuelle Potenz bei den langlebigen Männern kann bis zu dem 80. Lebensjahr und in Ausnahmefällen auch darüber hinaus bis zu einer höheren Altersstufe erhalten bleiben. Einer unserer rüstigen Hochbetagten fühlte sich noch so vital, daß er mit 100 Jahren eine 77jährige Mitinsassin eines Grassauer Altenheimes (in Oberbayern) ehelichte (Abb. 40).

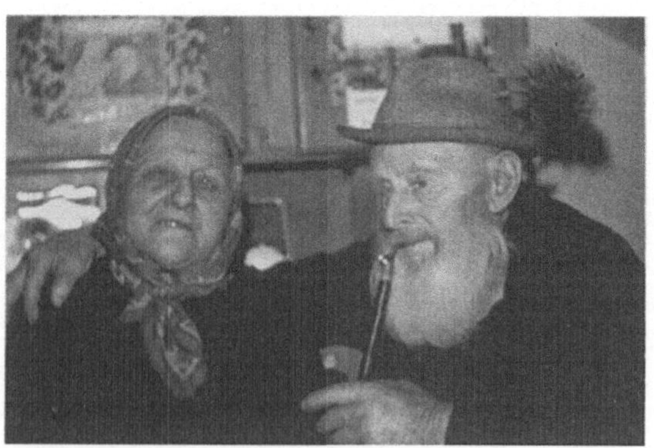

Abb. 40. 100jähriger rüstiger Rentner kurz nach seiner Hochzeit mit einer 77jährigen Bewohnerin eines Altenheims in Grassau/ Oberbayern

Eß-, Trink- und Rauchgewohnheiten. Viele Geriater, Ärzte für Allgemeinmedizin und interessierte Laien beschäftigen sich seit Hufelands Zeiten mit der Frage, ob die früheren Eß- und Trinkgewohnheiten der Höchstbetagten für das erreichte Alter von ausschlaggebender Bedeutung gewesen seien oder nicht. Im Hintergrund steht natürlich das Bestreben, auch der übrigen Bevölkerung diätetische Ratschläge zum Erreichen eines möglichst langen Lebens geben zu können.

Das Studium der Ernährungsgepflogenheiten der Uralten läßt je nach Land und Herkunft gewisse Variationen erkennen. Doch gibt es anscheinend trotz der Meinung einer gewissen Laienpresse keine spezifische Kostform, die das Erreichen von hundert Jahren begünstigt. Die Prüfung der Literaturangaben und die eigenen Erkenntnisse über die früheren und derzeitigen quantitativen und qualitativen Ernährungsgewohnheiten an über 200 Hundertjährigen ergeben folgenden Sachverhalt: Man entdeckt bei ihnen keine wesentliche Abweichung von der landesüblichen Ernährung. Bis auf wenige Ausnahmen sind die Hochbetagten zeit ihres Lebens mäßige Esser gewesen. Reine Vegetarier gibt es unter den Uralten nicht. Die pro Tag zugeführte Kalorienmenge der Uralten in den drei bevorzugten Altersbastionen der Erde, fernerhin bei den russischen, bulgarischen, ungarischen und auch bei unseren bundesdeutschen Hundertjährigen schwankt etwa zwischen 1200 und 1900 Kalorien täglich. Sie liegt damit niedriger als die durchschnittliche tägliche Kalorienzufuhr (2000 Cal.) der amerikanischen 80jährigen (Abb. 41).

Die Mehrzahl der Uralten ist demnach untergewichtig; sie sind im allgemeinen bis auf wenige Ausnahmen schlank. Diese Tatsache hat hinsichtlich der Ursachen der Langlebigkeit eine wohlbegründete Diskussion ausgelöst.

Das *durchschnittliche Körpergewicht* von 54 männlichen Höchstbetagten unseres Beobachtungsgutes beträgt 63,4 kg bei einer mittleren Körperlänge von 167,5 cm; die entsprechenden Durchschnittswerte bei 83 uralten Frauen lauten: 157 cm Körperlänge und 54 kg Gewicht. Legt man als Vergleichsmaßstab zur Beurteilung dieser Parameter die Brocasche Regel oder Formel zugrunde: Normalgewicht = Körperlänge in cm minus 100, so sind die über Hundertjährigen um etwa 5% untergewichtig.

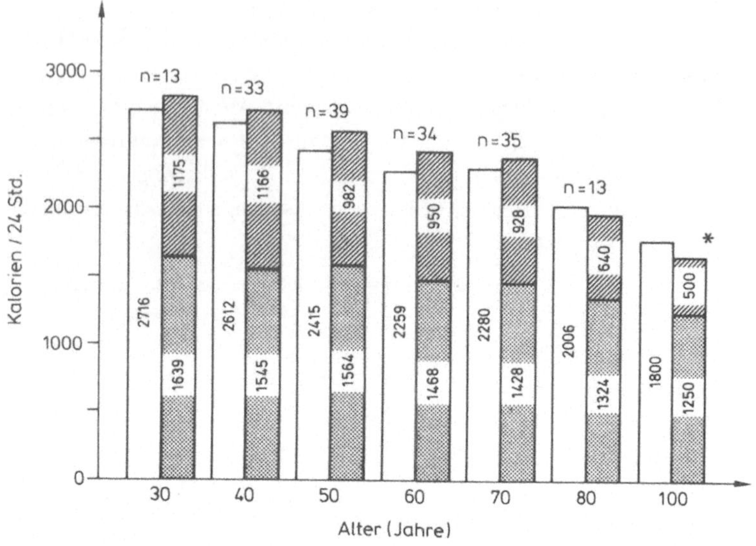

Abb. 41. Durchschnittliche tägliche Energiebilanz bei gesunden Männern in verschiedenen Altersstufen (30 bis 80 Jahre). (Nach McGandy et al, zit. nach Shock, 1972); *=eigene Schätzung bei Hundertjährigen

Nicht nur bei den Greeffschen Hundertjährigen, die dieser Autor 1930 in Deutschland befragte, sondern auch bei 460 Höchstbetagten (= 85%) in unserem eigenen Beobachtungskreis von insgesamt 530 Probanden fällt deren Vorliebe für den *Kaffee- bzw. Teegenuß* auf. Die Angaben schwanken zwischen einer und sieben Tassen leichtem Tee oder Kaffee pro Tag. Die Uralten versuchen anscheinend, die sie zeitweise befallende Tagesmüdigkeit mit diesen Genußmitteln zu bekämpfen.

Personen im höchsten Alter haben nicht selten das Bedürfnis nach *kleinen Alkoholmengen.* Die Alkohol-Trinkgewohnheiten der deutschen Uralten sind mit den Angaben aus der Literatur der früheren Zeit durchaus vergleichbar. Nach den Erkundigungen an 548 unserer Hochbetagten trinken über 65% täglich kleinere Mengen Alkohol und zwar 50% der Frauen und 75% der Männer. Die meisten der befragten Männer nehmen ein bis zwei Gläser Wein pro Tag zu sich, wobei anscheinend der Rotwein bevorzugt wird, ent-

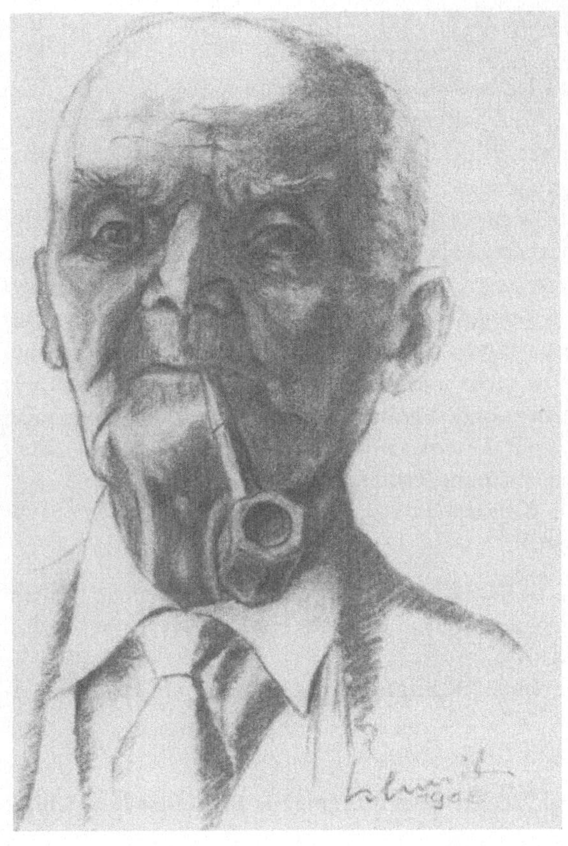

Abb. 42 Rüstiger Hundertjähriger (W L.) beim täglichen Pfeiferauchen, gezeichnet von I. Schmitt. (Franke und Schmitt, 1973)

sprechend dem Ausspruch von Wilhelm Busch: „Rotwein ist für
alte Knaben eine von den besten Gaben". Der Rest der Greise ge-
nehmigt sich täglich mitunter eine Flasche Bier oder einen kleinen
Schnaps. Die hochbetagten Frauen begnügen sich mitunter mit einem Gläschen Wein oder Cognac pro Tag. Ausgesprochene Trin-
ker sind bei den ganz Alten unbekannt, wenn man von einer Einzelbeobachtung des Schweizer Gerontologen Steinmann absieht.

Die *Rauchgewohnheiten* der hundertjährigen und älteren Männer
sind sowohl nach den früheren Literaturmitteilungen als auch nach
unseren Beobachtungen nicht sehr ausgeprägt. Nach unseren Untersuchungen haben etwa die Hälfte der hochbetagten Männer zum
Teil bis ins höchste Alter allerdings mäßig geraucht, dabei vorwiegend 1–2 Zigarren täglich oder Pfeife, sehr selten Zigarillos oder
Zigaretten. Abbildung 42 zeigt einen 103jährigen unserer Beobach-
tungsgruppe, der zeit seines Lebens täglich ein bis zwei Pfeifen
rauchte. Von 380 befragten uralten Frauen rauchte nur eine einzige,
und zwar drei Zigaretten pro Tag, allerdings ohne zu inhalieren.

Viele Leser sind naturgemäß an der Frage interessiert, ob die
von uns befragten 575 über Hundertjährigen irgendwelche Medikamente zu ihrer Lebensverlängerung eingenommen haben. Das Ergebnis ist nicht überraschend; keiner der Uralten hat spezielle Lebenselixiere oder Verjüngungsmittel je zu sich genommen; insbesondere gilt diese negative Aussage auch für Prokain, die Ginseng-
Wurzel, Vitamine, Frischzellen und Sexualhormone.

Die Konsequenzen aus unseren Studien münden in zwei Fragestellungen:

1. Welche Kriterien der absoluten Langlebigkeit sind in unseren
   Untersuchungen an 575 über Hundertjährigen erkennbar?
   und
2. Wie werde ich aufgrund unserer Forschungen hundert Jahre alt?

8. Wechselbeziehungen zur absoluten Langlebigkeit

Das biologische Studium an über Hundertjährigen läßt unter
Berücksichtigung des Polypathieproblems bei Langlebigkeit folgende medizinische Schlußfolgerungen zu: Die über Hundertjährigen,
die sich an der obersten Schwelle der menschlichen Lebensmöglichkeit befinden, stellen trotz einer erheblichen und fortschreitenden
Alterspolypathie eine spezielle biologische Kategorie von Individu-
en dar, die infolge einer optimalen Kombination von endo- und
exogenen Faktoren die meisten ihrer Mitmenschen überlebt haben.

Sicherlich handelt es sich hierbei um ein multifaktorielles Geschehen mit einem komplizierten Wechselspiel der einzelnen endo-

genen und exogenen Komponenten. Zwei Dinge scheinen jedoch sicher zu sein: Absolute Langlebigkeit ist primär, d. h. in 65% der Fälle endogen-genetisch bedingt; jedoch spielen zur Erlangung des Höchstalters zusätzliche exogene Umwelteinflüsse, speziell auf dem sozialen, psychologischen, ökologischen und medizinisch-biologischen Sektor, eine nicht zu vernachlässigende, maßgebliche Rolle.

In den folgenden zwei Tabellen (Tabelle 5 und 6) haben wir aufgrund der bisherigen Forschungsergebnisse versucht, die bislang diskutierten Korrelate der absoluten Langlebigkeit synoptisch darzustellen.

Tabelle 5. Theoretisch mögliche Korrelate der Langlebigkeit. (Franke, 1979)

Langlebigkeit

A) Genetische Faktoren (etwa 65%)	B) Exogene Faktoren (etwa 35%)
I. katamnestische Erhebungen an familiaren Stammbaumen von über Hundertjährigen	I soziale
II Zwillingsstudien (Kallmann)	II psychologische
III molekularbiologische Theorien (Hayflick, Medwedew)	III okologische
	IV. medizinische

Tabelle 6. Zu diskutierende exogene Faktoren der Langlebigkeit. (Franke, 1979)

I Soziale Faktoren: höherer sozialokonomischer Status, Ehestand, Geschlecht.

II Psychologische Faktoren· hohere Intelligenz, aktives Persönlichkeitsverhalten (Aktivitat, Stimmung, Anpassung)

III Ökologische Faktoren· Wohnlage, Umweltseinflüsse.

IV Medizinische Faktoren geringe Krankheitsanfälligkeit; keine biologischen Risikofaktoren wie Hochdruck, Zuckerkrankheit und Hyperlipidämie, bescheidene Lebensweise.

9. Wie wird man 100 Jahre alt?

Zur Beantwortung der Frage: „Wie werde ich hundert Jahre alt?" trägt die kurze Erläuterung der eben skizzierten Korrelate der Langlebigkeit bei. Kurz zur Diskussion der genetischen Faktoren: Nicht nur die abschließenden Erhebungen an Familienstammbäumen von über Hundertjährigen oder unsere Studien über das übernormale Sterbealter der Vorfahren der Höchstbetagten, sondern auch molekularbiologische Studien der Hayflickschen Schule (siehe Teil I) belegen die genetisch-biologische Fixierung des Höchstalters. Für das Erreichen eines sehr hohen Alters spielt zuvorderst, d. h. in 65% der Fälle, die familiäre Erbanlage eine maßgebliche Rolle. Überspitzt kann man behaupten: Wer hundert Jahre erleben will, muß sich folgerichtig die passenden Eltern „ausgewählt" haben. Wir können heute das biologische Horoskop eines Menschen auf ein langes Leben übereinstimmend mit den jüngsten Forschungen der „Makrobiotik", d. h. der Kunst, das Leben zu verlängern, stellen, wenn der Betreffende aus einer langlebigen Familie stammt. Bei der Erforschung der eigenen Ahnenreihe nach dem Ausmaß der erblichen Langlebigkeit, z. B. unter Zugrundelegung des Todesjahres der Eltern und Großeltern, sind exogene, heute vermeidbare Todesursachen nicht mitzuberücksichtigen, und bei Großeltern sind exogene Todesursachen – je nach der Möglichkeit der heutigen Beeinflußbarkeit – kritisch mitzubewerten; so wird man z. B. einen abzustellenden Abusus von Nikotin und Alkohol nicht berücksichtigen. Hingegen sollte man dabei die, die Lebensspanne einer Familie fallweise kaum zu verändernden Lebensbedingungen mitveranschlagen; hierzu gehören z. B. der sozio-ökonomische Status etwa in Bergarbeiterfamilien, die begrenzte Möglichkeit der Schul- und Berufsausbildung und die ökologische Belastung einer ungünstigen Wohnung. Demnach sind nach dem jetzigen Stand der Wissenschaft für das Erreichen des Höchstalters neben der erwähnten familiären Erbanlage auch vielseitige *exogene* Einflüsse medizinisch-biologischer, psychologischer und ökologischer Natur bedeutsam.

Welche medizinisch-biologischen Einflüsse sind im Lebensablauf der Hundertjährigen erkennbar und für uns beachtenswert? Im Vordergrund steht hierbei, daß sie von lebensbedrohlichen Risiken nicht betroffen sind; diese Uralten zeigen im Sinne der modernen

Präventivmedizin unter anderem keinen Hochdruck, keinen Mißbrauch im Sinne des inhalativen Zigarettenrauchens, kein Übergewicht, keine zu Arterienverkalkung führenden Lipoidstörungen und keine schwerwiegenden Stoffwechselstörungen. Es ist deshalb für jeden, der die Hundertjahresgrenze anstrebt vorteilhaft, im Sinne der modernen Präventivmedizin den heute allseits bekannten Risiken maßvoll und frühzeitig zu begegnen (siehe auch Teil I). Gleichzeitig sei jedem älteren Menschen mit dem Ziel der absoluten Langlebigkeit angeraten, sich in größeren zeitlichen Abständen von erfahrenen Geriatern im Hinblick auf lebensverkürzende Krankheiten untersuchen und im Sinne der modernen „Makrobiotik" (Kunst, das Leben zu verlängern) beraten zu lassen. Um Wiederholungen zu vermeiden, sei der Leser auf die entsprechenden Kapitel des I. Teils hingewiesen. Auch heute noch gelten zur Erlangung eines Höchstalters die zwei von Hippokrates und Hufeland empfohlenen *allgemeinen Leitsätze:*

1. Enthaltung von allen das Leben verkürzenden Schädlichkeiten und
2. Mäßigkeit in allen Dingen.

Einer der ältesten Menschen der Erde, der angeblich 119jährige Japaner Shigechiyo, verriet seinen Bewunderern lächelnd sein Geheimnis des langen Lebens mit den Worten: „Verfallt auf keinem Sektor eures Lebens in Extreme". Aus dem von uns geprüften Verhalten der 575 über Hundertjährigen kann man durchaus gewisse *spezielle* wohlgemeinte Ratschläge besonders für Hochbetagte geben. Demnach ist gegen den Genuß eines Gläschen Weins oder auch einer Zigarre nichts einzuwenden. Jedes Übermaß ist jedoch nachteilig. Während bei Jugendlichen der Nikotingenuß nachweislich schädlich ist, verbieten erfahrene Geriater sehr Alten das Rauchen nicht vollständig; denn mitunter ist dieses Vergnügen die einzige Lebensfreude, die diesen vielfach Vereinsamten noch geblieben ist.

Können wir gewöhnlichen Sterblichen fernerhin dem Eßverhalten der Hundertjährigen diätetische Richtlinien für unsere weitere Lebensführung entnehmen? Trotz der Meinung einer gewissen Laienpresse gibt es in dem Eßverhalten der Uralten keine stichhaltigen Hinweise auf eine spezifisch geeignete Kostform, die eine hohe

Lebenserwartung absolut begünstigt; so finden wir unter den über Hundertjährigen auch keine Verfechter einer besonderen Ernährungsweise, speziell auch keine Vegetarier. Gemäß dem Verhalten der Hundertjährigen sollte man jedoch allzu fette Speisen und alle jene Nahrungsmittel meiden, für die erfahrungsgemäß eine individuelle Unverträglichkeit besteht, z. B. bei Allergie auf Erdbeeren oder andere Früchte. Gleichzeitig achte man auf ein etwas kalorienbewußtes Essen, um jeder Gewichtszunahme vorzubeugen. Man bedenke: Fast alle Höchstbetagten sind schlank und 5–10% gegenüber den Brocaschen Normalwerten untergewichtig.

Da zum Erreichen des Höchstalters die genetischen gegenüber den äußeren Lebensbedingungen überwiegen, können sich Uralte aus langlebigen Familien mitunter gewisse „Extravaganzen" bei ihrer Lebensführung (z. B. Rauchen, Trinken etc.) leisten, ohne ihre Lebensspanne hierdurch wesentlich zu verkürzen. In diesem Sinne ist das Lebersche Unterhaltungsbuch zu verstehen: „Alte Sünder leben länger".

Die stille Sehnsucht vieler Menschen, mit Hilfe spezieller Lebenselixiere (Ginseng), sog. Verjüngungsmittel oder Geriatrika (Vitamine, Sexualhormone u.a.) und Frischzellentherapie die Hundertjahresgrenze zu erreichen, ist aufgrund unserer Untersuchungen an 575 Uralten nicht erfüllbar.

Unter den nicht-medizinischen Vorbedingungen für ein gesundes Höchstalter sei auf einige beachtenswerte Sachverhalte der speziellen Lebensführung und des persönlichen psychologischen Verhaltens hingewiesen.

Sicherlich trägt zu einer erweiterten Lebensspanne eine glückliche, d.h. harmonische Ehe bei. Umgekehrt führt der plötzliche Verlust eines Ehepartners im hohen Alter nicht selten zu einer Vitalitätseinbuße der Betagten. Bei Frauen scheint sich eine relativ große Nachkommenschaft biologisch positiv auf die fernere Lebenserwartung auszuwirken, abgesehen von der gewinnbringenden Altersbetreuung der betagten Eltern durch ihre Kinder. Für ein längeres Leben ist wahrscheinlich auch eine gewisse finanzielle Unabhängigkeit bedeutsam. Übermäßiger Reichtum mit entsprechend unkontrollierter Lebensweise sowie bedrückende Armut können durchaus einen Risikofaktor darstellen. Psychologische Momente wie vermehrte geistige Aktivität, gute Anpassung an veränderte Le-

benssituationen und eine positiv gefärbte Stimmungslage wirken
sich nach jüngsten Forschungen günstig auf die fernere Lebenserwartung aus.

In diesem Sinne betonen die vitalen Uralten den Wert eines geistigen Lebens und Strebens für das Erlangen ihrer Langlebigkeit;
das Wesen dieser Höchstbetagten wird weiterhin durch eine optimistische Geisteshaltung bestimmt. Sie kann für uns gewöhnlich
Sterbliche durchaus ein nachzueiferndes Vorbild sein; in vielen Beispielen der von uns untersuchten rüstigen Hundertjährigen ist die
Lebensfreude bemerkenswert, die sie speziell im Freundeskreis zeigen. Eine recht vitale Würzburger Hundertjährige antwortete mir
auf meine Frage, warum sie so alt geworden sei, mit dem Ausspruch Wilhelm Raabes in seinem Buch „Der Hungerpastor":
„Der Humor war und ist stets der Schwimmgürtel meines Lebens".

Neben diesen Lebensklugheiten offenbaren die meisten der von
uns geprüften Höchstbetagten ein eigentümliches Streßverhalten
sowohl früher bei der Erfüllung ihrer Berufs- und Familienpflichten
als auch bei der Bewältigung ihrer letzten Lebenstage. Die Uralten
haben fast alle ein arbeitsreiches und mühevolles Leben hinter sich
gebracht, jedoch ohne Überlastung und mit den notwendigen Ruhepausen. Viele versuchen, falls überhaupt möglich, seelische Überforderungen, die mit Angst und Ärger verbunden sind, grundsätzlich zu meiden. So weigerte sich eine 104jährige Frau, der Beerdigung ihres eigenen Sohnes beizuwohnen, um sich nicht über Gebühr aufzuregen.

Als eines der treffendsten Beispiele dieser geistigen Haltung
gilt wohl die Antwort eines rüstigen 105jährigen früheren Forstmannes im amerikanischen Fernsehen, auf die Frage, warum er ein
so hohes Alter in bewunderswerter geistiger und körperlicher Unversehrtheit erreicht habe. Verschmitzt antwortete der Hochbetagte: „Um 100 Jahre alt zu werden, soll man möglichst jedem Ärger
aus dem Wege gehen." „Wie haben Sie denn diesen Leitspruch in
Ihrem Leben verwirklicht?" „Ganz einfach, ich war 70 Jahre meines
Lebens verheiratet; meine Frau und ich bewohnten ein kleines
Forsthaus am Waldesrand und jedesmal, wenn es Ärger mit meiner
Frau gab, nahm ich meinen Jägerhut und bin im benachbarten
Wald spazierengegangen; so habe ich viele Jahrzehnte meines Lebens vorwiegend in der gesunden Luft des Waldes zugebracht."

Können wir aus diesem seltsamen Verhalten der Uralten zur psychologischen Bewältigung ihrer Streßsituation makrobiotische Schlüsse für unser eigenes Leben ziehen? Möglicherweise vermögen die neuzeitlichen Meditationsmethoden der heutigen Psychotherapeuten mit der Beseitigung von groben Verhaltensstörungen zur besseren Bewältigung des täglichen Lebens einen Weg zu weisen. Neben den von mir eben skizzierten psychologischen Momenten wie allgemeine Lebensbejahung und gute psychologische Anpassung an streßartige Lebenssituationen wirkt sich nach neuesten Untersuchungen eine vermehrte, Freude bereitende geistige Tätigkeit sicherlich günstig auf die Lebenserwartung eines Menschen aus, wie wir oben bereits angedeutet haben.

Hierzu eine bemerkenswerte Erkenntnis aus unseren Altersstudien auch an Uralten: Ein allgemeiner altersbedingter Abfall der intellektuellen Fähigkeiten, wie er dem sog. Defizitmodell der früheren Psychologen entspricht, ist keinesfalls bei den rüstigen Hochbetagten nachzuweisen. Längsschnittstudien der geistigen Fähigkeit im Lebensablauf ein- und derselben Person ergaben: Bis in das hohe Alter bleibt im allgemeinen der Intelligenzquotient vitaler Personen erhalten. Tatsächlich lassen viele unserer Uralten eine beachtliche geistige Aktivität erkennen, sei es, daß sie als Lehrer freiwillig und später bis zum 80. Lebensjahr mehrere Sprachen erlernten, sich als Pionier der Farbphotographie betätigten oder um die Entwicklung der Stenographie verdient gemacht haben, oder sich als passionierte Schachspieler betätigten. Eines der lehrreichsten Beispiele stellt in dieser Hinsicht der große französische Chemiker M.E. Chevreul (1786–1887) dar; er hat sich besondere Verdienste um die Grundlagenforschung der Fettsynthese erworben. Dieser rüstige Gelehrte gab am Vorabend seines 101. Geburtstages (1886) dem führenden „Naßplatten-Photographen" der damaligen Zeit Paul Nadar das erste photographisch fixierte Interview der Welt über „die Kunst, hundert Jahre alt zu werden". Abbildung 43 a, b dokumentiert diesen Tatbestand. Nach exakten neuroanatomischen und physiologischen Studien der früheren (Vogt) und jüngsten Zeit aus dem Berliner Max-Planck-Institut wirkt sich eine geistig aktive produktive Tätigkeit günstig auf den Ablauf der Gehirnalterung aus. Nach jüngsten Forschungen der Geroneurologen gehen täglich, wie bereits im I. Teil angedeutet, etwa 100 000 Ganglienzellen im mensch-

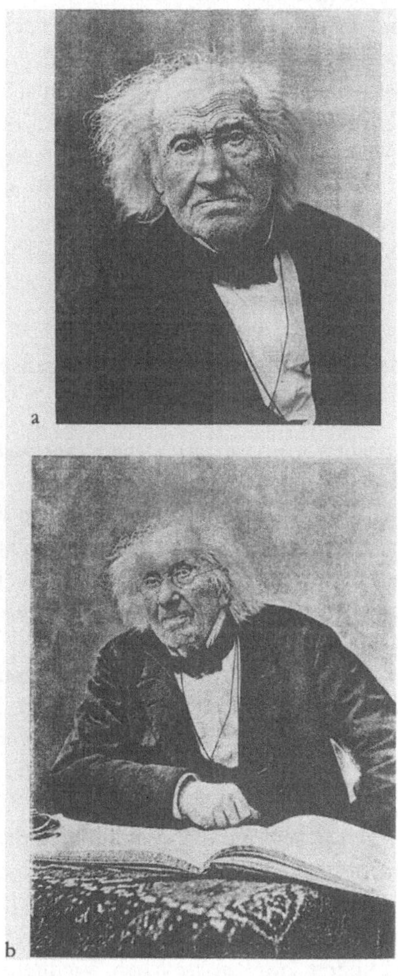

Abb. 43 a, b. Monsieur Chevreul unterhält sich am Vorabend seines 101. Geburtstages mit Paul Nadar über „die Kunst, hundert Jahre alt zu werden". Erstes photographisch dokumentiertes Interview von 1886 (Pollack, 1962)

lichen Gehirn bei einem Anfangsbestand von etwa 20 Milliarden zugrunde. Wenn man also in seinem Streben nach Langlebigkeit diesem physiologischen geringfügigen Abbau seiner wertvollen Gehirnzellen entgegensteuern will, beschäftige man sich mit geistigen Dingen, die einem eine innere Freude bereiten, sei es Musik, Literatur usw. Erfahrungsgemäß helfen derartige Liebhabereien beim Eintritt in das sog. dritte Lebensalter, d.h. in das Pensionsalter, einen biologischen Knick in seiner Lebensbahn zu vermeiden. Hier liegt auch der psychologische Wert eines vernünftigen Hobbys begründet.

10. Ist das Dasein jenseits der Hundertjahresgrenze noch lebenswert?

Die exakte Beantwortung dieser Frage hängt von dem Ausmaß der Vitalität bzw. Rüstigkeit der Uralten ab. Nur ein Drittel der von uns geprüften über Hundertjährigen gehört in die Gruppe der Rüstigen mit bewundernswerter Vitalität und entsprechender Lebensfreude. Über 65% der Uralten hingegen, also die klare Mehrzahl der über Hundertjährigen, empfinden infolge zunehmend auftretender Alterspolypathie ihr weiteres Leben als Bürde.

Als ich einst die älteste von uns betreute Bürgerin der Bundesrepublik Deutschland, die 111jährige, relativ rüstige Frau Braun danach fragte, ob ihr jetziges Dasein nach 111 Jahren noch lebenswert sei, antwortete sie mit entsagender Miene: „Herr Franke, mir langt's."

Speziell die ständig Bettlägerigen und Siechen der Uralten empfinden unter dem Motto: „Mich hat wohl der Herrgott vergessen" das Ableben als eine wahre Erlösung.

Nach alledem kommt es wahrlich nicht darauf an, das Wunschziel der hundert Jahre zu erreichen. Vielmehr sollten wir alle bestrebt sein, die uns von der Vorsehung geschenkten Jahre mit hoher Lebensqualität zu erfüllen; das Leben also mit allen Methoden der Präventivmedizin, der Geriatrie und Sozialhygiene so lebenswert wie möglich zu gestalten und dem Leben eines Gebrechlichen nicht nur zusätzliche Jahre anzuhängen.

Diese tiefe Lebensweisheit hat in manchen kulturhistorischen Romanen, aber auch in treffsicheren Leitsätzen von Ärztevereini-

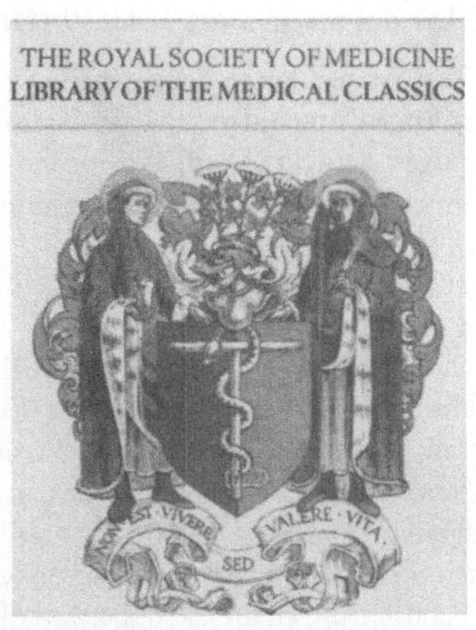

Abb. 44. Lebensmotto der koniglich-britischen Gesellschaft fur Medizin

gungen und gerontologischen Verbänden ihren Niederschlag gefunden. Der welsch-schweizerische Moralphilosoph Jean-Jacques Rousseau umreißt in seinem 1762 veröffentlichten, die damalige Pädagogik revolutionierenden Roman „Emile" diese Erkenntnisse mit den Worten: „Nicht der Mensch hat am meisten gelebt, welcher die höchsten Jahre zählt, sondern derjenige, welcher sein Leben am meisten empfunden hat." Der heimatverbundene Schriftsteller Gorch Fock ruft in seinem Werk: „Seefahrt ist not!" (1913) seinem Freunde zu: „Du kannst Dein Leben nicht verlängern, noch verbreitern, nur vertiefen." Ein ähnliches Motto: „Non est vivere, sed valere vita" hat seit langem die königlich-britische Ärztevereinigung auf ihr Panier geschrieben (Abb. 44). Die amerikanische Gesellschaft für Geriatrie hat ihr Forschungsziel in dem Leitspruch charakterisiert: „To add life to years, not only years to live."

11. Über das Sterben der Höchstbetagten

In jüngster Zeit ist der letzte Lebensabschnitt der sehr Alten und der Hundertjährigen zunehmend in das wissenschaftliche Interesse der Gerontologen gerückt. Diese Periode des sog. vierten Lebens bezeichnen amerikanische Forscher als „terminal decline" oder „terminal drop".

Längsschnittstudien in der Sterbephase der Höchstbetagten ergaben nicht nur lehrreiche Veränderungen der auf Erkenntnis beruhenden psychologischen Funktionen im sozialen Verhalten, sondern auch vieler biologischer Faktoren. Wir haben uns bereits 1974 eingehend mit dem Lebensende bei 148 Hundertjährigen beschäftigt; dabei haben wir uns eines kombinierten Prüfungsverfahrens bedient und zwar: Fragebogenaktion an Angehörige, Analyse von hausärztlichen Berichten über das Ableben von 80 Uralten, eigene klinische Beobachtungen an 20 sterbenden über Hundertjährigen und die Auswertung von Obduktionsbefunden (H. Franke: Über das Lebensende von hundertjährigen und älteren Personen (Acta gerontologica 4 (1974) 679–682).

Dabei haben wir folgende Erkenntnisse gewonnen:

1. Der Sterbevorgang der Uralten hängt vielfach von ihrem Vitalitätsgrad ab.
2. Die rüstigen Hundertjährigen sind im allgemeinen mit dem Problem der Endlichkeit ihres Lebens vertraut. Der Tod hat bei diesen Höchstbetagten eine andere, geläutertere Bedeutung als bei jüngeren; das Ableben wird in gläubiger Ergebung hingenommen. Dennoch haben manche der Uralten die Furcht vor dem Hinscheiden nicht ganz überwunden. Mitunter besteht sogar ein Sterbewahn, z. B. in der Vorstellung, bei einer Art Scheintod lebendig begraben zu werden. Manche Rüstigen vermögen selbst lebensbedrohliche Erkrankungen wie kleinere Herzinfarkte oder beginnende Lungenentzündungen dank neuzeitlicher Behandlungsmethoden zu überstehen. In vielen unserer Beispiele spielte sich der Sterbevorgang bei vitalen Hundertjährigen abrupt ab, z. B. infolge von Embolien oder plötzlichem Herzversagen bei größeren Myokardinfarkten.
3. Bei den vital geschwächten Uralten genügt häufig ein geringfügiges Geschehen, um auf dem Boden einer Alterspolypathie das

Sterbesyndrom auszulösen. Hierzu gehören nicht nur somatische Faktoren wie z. B. ein Schenkelhalsbruch, sondern auch psychische Belastung wie z. B. der plötzliche Tod eines Angehörigen. Bei diesem Personenkreis entwickelt sich nicht selten als „Spitze des Eisberges der Alterspolypathie" eine zunehmende zerebrale Insuffizienz. Das Krankheitsbild der massiven Hirnleistungsschwäche mündet dabei nicht selten in einen allgemeinen Kräfteverfall des sog. Marasmus.

In diesem Zusammenhang wird bis in die heutige Zeit die Frage diskutiert, ob es beim sog. Alterstod eines an der höchsten Schwelle der Lebensmöglichkeit stehenden Menschen nicht auch Beobachtungen gibt, die auf ein alleiniges biologisches Absterben infolge essentieller Altersschwäche hinweisen. Nach der Todesursachen-Statistik (Tabelle 7) der 188 von uns betreuten Überhundertjährigen sterben 53% infolge chronischer und akuter Herzinsuffizienz und 12% an Lungenentzündung; bei 29% haben die Hausärzte einen allgemeinen Kräfteverfall im Sinne eines Marasmus auf dem Totenschein vermerkt. Der amerikanische Pathologe Kohn fand bei der Auswertung der Obduktionsbefunde von 200 im Alter von 85 bis 97 Jahren Verstorbenen bei 26% der Sektion keine plausible Todesursache. Er betrachtet in diesen Fällen das Alter per se als Krankheit bzw. alleinige Todesursache. In dieser pointierten Form können wir jedoch dieser These nicht zustimmen. Nach den eigenen Obduktionsbefunden an sechs über Hundertjährigen und den

Tabelle 7. Todesursachen bei Hundertjährigen. (Ärztliche Angaben)

	Anzahl	%
Herzinsuffizienz	80	43
Akutes Herzversagen	19	10
Apoplexie, Gehirnblutung, Durchblutungsstorungen, Embolie	8	4
Pneumonie	22	12
Allgemeiner „Krafteverfall"	54	29
Maligne Tumoren	2	1
Sonstige	3	1,5

Sektionsangaben der weltweiten Fachliteratur gibt es keine sicheren Hinweise dafür, daß manche Hochbetagte allein infolge „essentieller Aufzehrung" ohne weiteren krankhaften Organbefund sterben. Bei einem Viertel der Uralten, speziell bei den Siechen, mag das klinische Bild des Marasmus im Vordergrund des Ablebens stehen. Jedoch findet sich bei der Autopsie dieser Hochbetagten stets das Bild der mehr oder minder ausgeprägten Vielfachgebrechen, das gerade noch mit dem Leben vereinbar ist. Diese Mehrfachgebrechen als Summationseffekt steuern die reduzierte Lebenserwartung der Uralten; ohne jede Vorerkrankung ist Alterung, speziell der Hochbetagten, nicht erklärbar und vorstellbar. Das Alter per se ist demnach keine essentielle Krankheit. Diese Ansicht wird heute weltweit mit einigen Ausnahmen von der Fachwelt vertreten. Das Hinzutreten fast banaler Krankheitsereignisse und reduzierter metabolischer Vorgänge zu der schon vorher bestehenden Polypathie überfordert den reservearmen Organismus in der höchsten Altersstufe endgültig.

Die allgemeine biologische Widerstandskraft der Hochbetagten ist durch die schicksalsmäßige Polypathie dann so geschwächt, daß bereits geringfügige grippale Infekte mit sekundärer Lungenentzündung bei Altersemphysem oder die psychosomatische Rückwirkung eines Knochenbruches oder die Nachricht vom Tode eines nächsten Verwandten das Ableben hervorrufen können.

Ausklang

Neben der speziellen Darstellung moderner Probleme des hohen und höchsten Alters verfolgt der Autor auch ein allgemeines Ziel:

Es soll dem Leser frühzeitig begreiflich machen, daß Älterwerden nicht nur „verlorene Jugend" mit Nachlassen der körperlichen Kräfte bedeutet, sondern daß bei Beachtung neuzeitlicher Richtlinien der Makrobiotik der „Herbst des Lebens" auch zu einem Ausreifen geistiger Fähigkeiten führen kann.

Die stille Sehnsucht der Menschen nach extrem langem Leben über 120 Jahre hinaus, nach wahrer Verjüngung, ja Unsterblichkeit wird wohl immer unerfüllbar bleiben. Diese Wunschbilder spielen nur in der Mythologie, der darstellenden Kunst und in der Gedankenwelt der Futurologen eine Rolle.

Die Thematik des ewigen Lebens hat Raffael (1483–1520) in einer künstlerischen Zeichnung meisterhaft symbolisiert, betitelt: „Merkur reicht Psyche die Schale mit dem Trank der Unsterblichkeit" (Abb. 45). In ähnlicher Form erbat nach der griechischen Mythologie die Göttin Eos (Aurora der Römer), Tochter von Hyperion (Sohn des Sonnengottes) und Theia, von Zeus für ihren Geliebten Tithonos das Geschenk der Unsterblichkeit. Sie vergaß jedoch zugleich um ewige Jugend für ihn zu bitten; so wurde der unglückliche Tithonos immer älter und war zu ewiger Senilität verdammt, zweifellos eine der grausamsten Strafen, die sich Gottvater Zeus je ausgedacht hatte (zit. nach v. Hahn).

In anderen griechischen Heldensagen vermeiden die Götter den Fehler der Eos und schenken ihren Lieblingen wie z.B. Hebe, der jungen und schönen Tochter der Hera (Beschützerin der Ehe und Gemahlin des Zeus) ewige Jugend.

Den ältesten, bisher unerreichbaren Wunschtraum der Menschheit nach Verjüngung hat Lucas Cranach in seinem berühmten Ge-

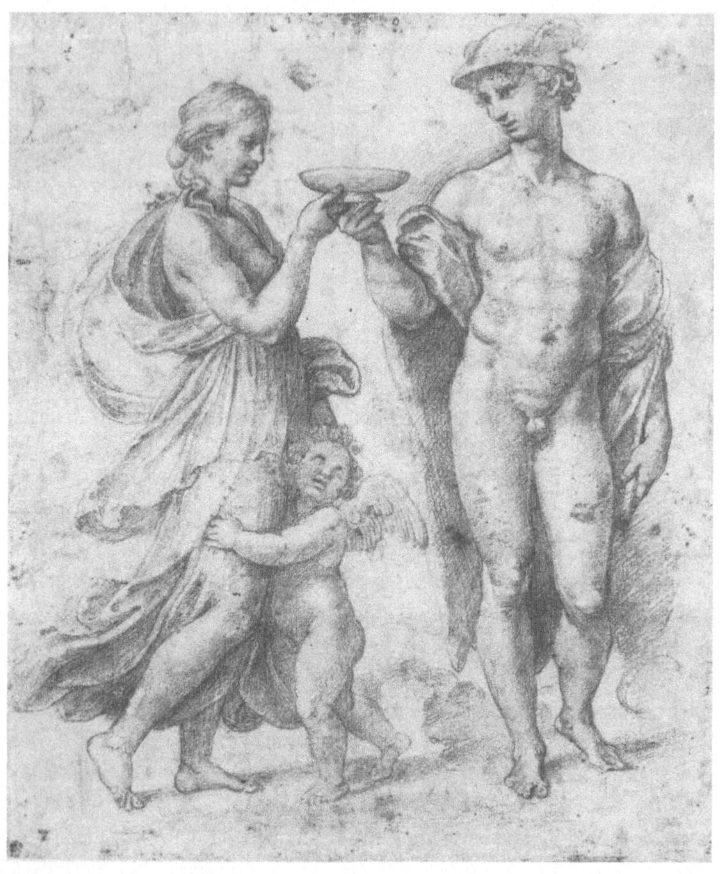

Abb. 45. Zeichnung von Raffaello Santi um 1517/18. „Merkur reicht Psyche die Schale mit dem Trank der Unsterblichkeit" (Staatliche Graphische Sammlung München)

mälde „Der Jungbrunnen" aus dem Jahr 1546 dargestellt. Beim Durchschreiten des zauberträchtigen Wassers eines Schwimmbekkens verwandeln sich greise Frauen in anmutige Jungfern. Ein ähnliches Motiv liegt der Veranschaulichung der sog. Altweibermühle zugrunde. In der scherzhaften Illustrierung einer Wundermühle ge-

102

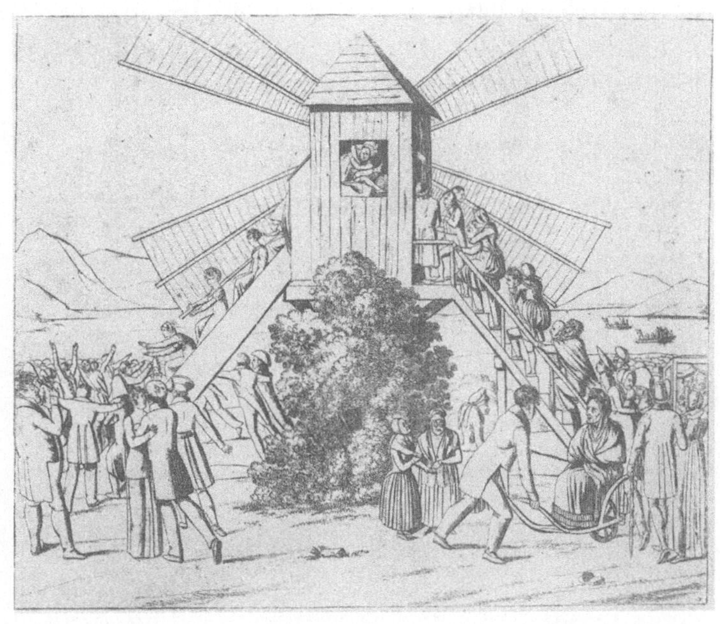

Abb. 46. Darstellung einer „Altweibermuhle" Kupferstich des Nürnberger Kunstlers Johann Trautmann aus dem Jahr 1810 (Germanisches Nationalmuseum Nurnberg)

winnen alte „verwelkte Frauen" durch Gemahlenwerden ihre frühere Jugend und Schönheit zurück (Abb. 46).

Auch die moderne Futurologie beschäftigt sich auf dem Gebiete der Alterskunde mit ähnlichen Fragestellungen. Der Amerikaner Ettinger diskutiert in seinem Buch: „The Prospect of Immortality" (Garden City 1964) ernsthaft die Möglichkeit, verstorbene Menschen einfrieren zu lassen, bis man sie später bei fortgeschrittenem Kenntnisstand der Geriatrie wieder auftauen und zu neuem Leben erwecken könnte, damit sie dann „den Wein künftiger Jahrhunderte" trinken können. Bisher gehören jedoch alle diese diskutierten Möglichkeiten der Verjüngung und Lebensverlängerung in den Bereich der Fabel.

Nach wie vor gilt in dieser Hinsicht die Lebensweisheit der Goetheschen Verse aus dem „West-östlichen Divan". Buch des Sängers, Selige Sehnsucht:

> Und so lang Du das nicht hast,
> Dieses Stirb und werde,
> bist Du nur ein trüber Gast
> auf der dunklen Erde.

Literaturverzeichnis

Franke H (1974) Aktuelle Probleme der Gerontologie und Geriatrie. Naturwissenschaften 61.153

Franke H (1979) Theorien der Langlebigkeit Acta Gerontol 9·171

Franke H (1985 a) Auf den Spuren der Langlebigkeit Schattauer, Stuttgart

Franke H (1985 b) Kardiovaskuläre Befunde bei uber Hundertjährigen. Z Kardiol Suppl 7, 74 56

Franke H, Hippius H (1979) Geriatrie, Psychiatrie (Taschenbuch Allgemeinmedizin) Springer, Berlin Heidelberg New York, S 11

Franke H, Schmitt I (1971) Hundertjährige. Echter, Würzburg

Franke H, Chowanetz W, Schramm A (1981) Klinische Probleme der Geriatrie Dtsch Ärztebl 78 1862

Franke H et al. (1970) Studien an 148 Hundertjahrigen. Dtsch Med Wochenschr 95 1591

Fries IF, Crapo LM (1981) Vitality and aging. Freeman, San Francisco New York

Hahn HP von (1979) Das biologische Altern Kurzmonographien 24. Sandoz, Nurnberg

Hayflick L (1980) Cell Aging Ann Rev Geront Geriat 1.26–67

Hollmann W, Liesen H (1983) Training und Sport bei älteren Menschen In: Franke H (Hrsg) Gerotherapie Fischer, Stuttgart, S 138–158

Lehr U, Schmitz-Scherzer R (1974) Psychosoziale Korrelate der Langlebigkeit Acta Gerontol 4·261–268

Lehr U (1975) Psychologie der Langlebigkeit In Alter und Langlebigkeit. Schattauer, Stuttgart

Platt D (1984) Pharmakologie und Alter Internist 25·491

Pollack P (1962) Aus der Welt der Photographie. Econ, Düsseldorf

Schettler G (1972) Alterskrankheiten, 2. Aufl. Thieme, Stuttgart

Shock NW (1972) Energy metabolism, caloric intake and physical activity of the aging. In. Symposia of the Swedish Nutrition Found. Nutrition in old age. Almquist-Wiksell, Stockholm

Waldorn S, Johnson S (1926) Why do women live longer than men? J of Human Stress 2 1–13, 19–30

Wynder EL, Hoffmann D (1968) Current Studies on etiology and prevention. In: Walton WL (ed) Lung cancer. Mosby, St. Louis

Sachverzeichnis

Abwehrkrafte 35
Alkoholgenuß 24
Altersamyloid 69
Altersaufbau
– der Bevolkerung 2, 7 f
–, Strukturwandel im 11
Altersdemenz 42
Altersemphysem 62, 66
Altersheilkunde 42
Altersheilmittel 29, 32
– Ginseng-Wurzel 33 f, 88, 92
– Piracetampräparate 35
– Prokain 32, 88
„Altersherz" 63
Alterslastquotient 11
Altersosteoporose 60, 63, 67
Alterspolypathie siehe Polypathie
Alterstod 57, 99
Alterung 3
Alterungsschube 43
Alterszerebralsklerose 42
Alterszuckerkrankheit 63
Altgedachtnis 75
Angina pectoris 63, 66 f
Antriebsmangel 32
Aortendurchmesser 71
Aortenklappensklerose 69
Arterienverkalkung siehe Arterio-
  sklerose
Arteriosklerose 16 f, 42, 45, 63 f, 69, 91
Atheromatose-Index 70

Beruf 21, 24, 56, 81 f
Betagte 7 f, 26 f
–, behinderte 45
Bevolkerungsentwicklung 9 f
Biorhythmus 41
Biostatistik 2
Blinddarmentfernung 62
Blutdruck 67

Bluthochdruck 5, 16 f, 42, 45, 63, 67,
  69, 91
Bronchialkarzinom 6, 18
Brustdrusenkrebs 63

Cholesterinspiegel 17

Denkvermogen 75
Depressionen 46
Diabetes mellitus 5, 17 f, 45, 62, 69
Diat 26
Doppelblindversuch 33 f, 37
Drop-out-Methode 19

Ehestand 81, 84, 92
EKG 68, 70
Emphysembronchitis 66
Energiebilanz, tagliche 86
Erbanlage 79, 90
Erinnerungsvermogen 29
Ernährung 21, 81
Essensgewohnheiten 27, 85, 91

Familienstammbaum 80, 90
Fettleibigkeit 26
Fettsauren, ungesättigte 26
Fettsucht 5, 45, 63
Framingham-Studie 19
Frauenuberschuß 5
Frischzellen 36 f, 88, 92
Fruchtbarkeit 84

Geburtenruckgang 8, 11
Gedachtnisleistung 34, 62, 75
Gedachtnisschwache 32
Gedachtnisschwund 75
Gefäßverkalkung 35 f
Gehirnalterung 36, 94
Gehirndurchblutung 35
Gehirn- und Nervenschaden 25
Geisteshaltung 76

Gemutsstruktur 77
Gentechnik 14
Genußgifte 81
Geriatrie 2, 42, 46
Geriatrika siehe Altersheilmittel
Gerontologie 2
Geropharmakotherapie 46
Geroprophylaxe 2, 22 f, 38
Gerotherapie 2
Gesundheitsbewußtsein 20
Gesundheitsvorsorge 21
Gicht 5, 63
Ginseng 33 f, 88, 92
Grundumsatz 27

Harn- und Stuhlinkontinenz 44
Hauptsterbealter 13
Hayflick-Phanomen 14
Herniotomie 62
Herzerkrankungen 23, 42, 44
–, koronare 6, 63, 69
Herzgröße 69
Herzinfarkt 16 f, 35, 45, 63, 66 f
Herzinsuffizienz 99
Herzmuskelerkrankungen 25
Herzpraparat 72
Herzrhythmusstorungen 68
Hirnleistungsschwache 99
Hochbetagte 3, 54, 62 f
–, Selbsteinschàtzung der 61
Hochdruck siehe Bluthochdruck
Hochstbetagte 3, 48, 54, 56, 62 f, 67
Hormonuntersuchung 75
Hundertjährige 48 f
–, demographischer Verteilungsquo-
    tient der 52
– Vitalitàtsstufen 57 f, 69
Hyperlipidamie 16
Hypertonie siehe Bluthochdruck

Infektionskrankheiten 5
Intelligenz 20 f

Jungbrunnen 102

Kaffeegenuß 86
Kardiologisches Paradoxon 72
Keimdrusenhormone 37
Körpergewicht 85
Konservatismus 76
Konzentrationsfahigkeit 29

Koronarsklerose 45, 66 f, 72
Koronarthrombose 67
Krankheitsbereitschaft 62
Krebs 17, 62
Kreislauferkrankungen 23, 44

Langlebige 62
–, absolut 24, 48, 88 f
–, relativ 24 f
Langlebigkeit 1 f, 16
–, Bastionen der 23, 48 f, 81
–, exogene Faktoren der 81, 89
–, Vererbung der 79
Lebensbaum 8 f
Lebenserwartung 6 f, 25 f, 45
–, durchschnittliche (mittlere) 2 f, 18
–, erhohte 19 f
–, „fernere" 12, 19, 60
–, genetisch gesteuerte 63
– der Geschlechter 5
– in Japan 7
– in der Sowjetunion 7
–, uberdurchschnittliche 1 f, 15 f
– in unterentwickelten Làndern 7
Lebensfreude 20, 93
Lebensqualitàt 1, 41, 45, 47, 62, 96
Lebensspanne
– der Grönlànder und Eskimos 26
–, hóhere 22
–, individuelle 22
–, mittlere 22
Lebensweise 56, 81
Lebenszeit, maximale 13 f
Lebenszeitverlängerung 1
Lebenszyklus 2 f
Leberfunktion 74
Leberpràparat 74
Leberzirrhose 6, 25
Leistungssport 28 f
Lipofuscin 36
Lipoprotein 70
Lungenentzundung 66, 99
Lungenleiden 42

Makrobiotik 1, 90 f
Makrobiotische Regeln 41
Marasmus 99 f
Multimorbiditat siehe Polypathie

Nikotinabhangigkeit 5
Nikotinsucht 26

Osteoarthrose 42
Osteoporose 63

Personlichkeitsstruktur 78
Polypathie 43, 45, 56, 60, 62 f, 69, 78,
    96, 100
Pravention 45
Prokain 32, 88
Prostatahypertrophie 62, 66
Prostatakrebs 37, 63

Rauchen 16 f, 25, 45, 69, 91
Rauchgewohnheiten 85, 88
Rehabilitationsverfahren 47
Risikofaktoren 5, 16 f, 23, 40, 45, 63, 69
Rüstigkeitsgrad 60

Sauglingssterblichkeit 4 f
Scheintod 98
Schlafstorungen 32
Schlaganfall 42, 63
Schulbildung 20 f
Selbstmord 6, 46
Sexualhormone 88, 92
Sexualindex 5 f
Sexualverhalten 81
Sieche 60
Soziookonomischer Status 20 f, 43
Sport 27
Sterben der Hochstbetagten 98
Sterblichkeit 6
Sterblichkeitsrate (Sterberate) 5, 7
Stoffwechselkrankheiten 5, 91

Stoffwechselstörungen 91
Streß 83
Suizidneigung 46

Teegenuß 86
Thoraxbild 70
Todesursachen bei Hundertjahrigen 99
Tonsillektomie 62
Trinkgewohnheiten 85 f

Übergewicht 17, 69, 91
Über Hundertjährige 3, 35 f, 48, 54, 74
Überlebenskurve 13
Unfalltod 6
Unterernährung 26
Uralte 54, 59, 62 f

Vereinsamung 39 f
Vererbung 56, 79
Vitamine 35, 88, 92
Volkszahlung 52 f

Wohnhöhenlage 23
Wohnort 81

Zellkultur 14
Zellteilung 14 f
Zerebraler Insult 67
Zerebralsklerose 60, 67, 78
Zuckerkrankheit siehe Diabetes
    mellitus
Zwillingsforschung 16
Zystitis 62, 66

Verständliche Wissenschaft

Lieferbare Bände:

    1   K. v. Frisch: Aus dem Leben der Bienen
  3/4   R. Goldschmidt: Einführung in die
        Wissenschaft vom Leben oder Ascaris
   18   H. Winterstein: Schlaf und Traum
   29   L. Jost: Baum und Wald
   32   H. Giersberg: Hormone
   34   O. Heinroth: Aus dem Leben der Vögel
   35   E. Rüchardt: Sichtbares und unsichtbares Licht
   36   W. Jacobs: Fliegen, Schwimmen, Schweben
   39   H. Glatzel: Nahrung und Ernährung
   42   K. Stumpff: Die Erde als Planet
   50   T. Georgiades: Musik und Sprache
   53   K. Wurm: Die Kometen
   54   W. v. Soden: Herrscher im alten Orient
   58   B. Huber: Die Saftströme der Pflanzen
   59   W. E. Petrascheck Jr.: Kohle
   62   H. Israel: Luftelektrizität und Radioaktivität
   64   R. Demoll: Früchte des Meeres
   65   N. v. Holst: Moderne Kunst und sichtbare Welt
   67   J. Weck: Die Wälder der Erde
   71   E. Rüchardt: Bausteine der Körperwelt und der
        Strahlung
   75   P. Buchner: Tiere als Mikrobenzüchter
   76   A. Gabriel: Die Wüsten der Erde und ihre Erforschung
   77   E. Hadorn: Experimentelle Entwicklungsforschung
        im besonderen an Amphibien
   81   E. Thenius: Versteinerte Urkunden
   83   K. Koch: Das Buch der Bücher
   84   H. H. Meinke: Elektromagnetische Wellen
   85   J. Fraser: Treibende Welt
   89   F. Henschen: Der menschliche Schädel in der
        Kulturgeschichte
   90   R. Müller: Die Planten und ihre Monde

 91 C. Elze: Der menschliche Körper
 92 E. T. Nielsen: Insekten auf Reisen
 94 H. Reuter: Die Wissenschaft vom Wetter
 95 A. Krebs: Strahlenbiologie
 96 W. Schwenke: Zwischen Gift und Hunger
 97 K. L. Wolf: Tropfen, Blasen und Lamellen oder
     Von den Formen flüssiger Körper
 98 H. W. Franke: Methoden der Geochronologie
 99 H. Wagner: Rauschgift-Drogen
101 F. Link: Der Mond
102 G.-M. Schwab: Was ist die physikalische Chemie?
103 H. Donner: Herrschergestalten in Israel
104 G. Thielcke: Vogelstimmen
106 R. Müller: Der Himmel über dem Menschen der
     Steinzeit
107 W. Braunbek: Einführung in die Physik und Technik
     der Halbleiter
108 E. R. Reiter: Strahlströme
109 W. E. Kock: Schallwellen und Lichtwellen
110 R. Müller: Sonne, Mond und Sterne über dem Reich
     der Inka
111 S. Flügge: Wege und Ziele der Physik
112 W. E. Kock: Schall – sichtbar gemacht
113 B. Karlgren: Schrift und Sprache der Chinesen
114 E. Thenius: Meere und Länder im Wechsel der Zeiten
115 C. D. Schönwiese: Klimaschwankungen
116 W. Minder: Geschichte der Radioaktivität
117 V. Zwatz-Meise: Satellitenmeteorologie

Springer-Verlag
Berlin Heidelberg New York London Paris Tokyo